P9-BZW-798

20
respuestas
para cáncer de
próstata

VIVIR MEJOR

DR. DAGOBERTO MOLINA POLO

20
respuestas
para cáncer *de*
próstata

VERGARA

Barcelona · México · Bogotá · Buenos Aires · Caracas
Madrid · Montevideo · Quito · Santiago de Chile

LONGWOOD PUBLIC LIBRARY

20 respuestas para cáncer de próstata

Primera edición, abril de 2011

D.R. © 2011, Dagoberto Molina Polo
D.R. © 2011, Ediciones B México, S.A. de C.V.
  Bradley 52, Anzures DF-11590, México
  www.edicionesb.com.mx
  editorial@edicionesb.com

ISBN: 978-607-480-102-6

Impreso en México | *Printed in Mexico*

Todos los derechos reservados. Bajo las sanciones establecidas en las leyes, queda rigurosamente prohibida, sin autorización escrita de los titulares del *copyright,* la reproducción total o parcial de esta obra por cualquier medio o procedimiento, comprendidos la reprografía y el tratamiento informático, así como la distribución de ejemplares mediante alquiler o préstamo público.

A mi amada familia,
a mis admirados maestros,
a mis queridos amigos,
a mis pacientes,
…porque gracias a todo ellos es posible.

ÍNDICE

Introducción

PARA ENTENDER EL CÁNCER de próstata y las enfermedades de la misma, es importante saber cómo estamos formados y qué función tienen algunos órganos.

El aparato urogenital (urinario y reproductor) masculino, está compuesto por diversos órganos que trabajan conjuntamente, de los cuales, cada uno de ellos tiene características y funciones particulares. La próstata forma parte muy importante de este sistema, y por ello es fundamental conocer aspectos básicos de la estructura del aparato urogenital para su completo entendimiento.

El sistema urogenital masculino está integrado por los siguientes órganos:

1) **La vejiga**: Es un órgano compuesto por varias capas celulares y tejido muscular, que se encarga de almacenar la orina producida en el riñón y que se transporta hacia ella a través del uréter. Cuando la vejiga está llena de orina, el sistema nervioso produce el estímulo de plenitud de la vejiga y manda órdenes a ésta para que se contraiga con objeto de expulsar la orina, que en condiciones normales debe fluir sin dificultad al exterior. *(fig. 1)*

2) **La uretra**: Es una estructura tubular que conduce la orina y el semen al exterior del cuerpo *(fig. 1)*. Ésta se divide en cinco porciones que son:

a) *Uretra prostática:* Es la porción más próxima de la misma y se encuentra en contacto directo con la vejiga. Esta estructura tubular está formada por la misma glándula prostática. Es necesario aclarar que no se trata de un tubo dentro de la próstata, sino que el mismo tejido prostático se organiza de tal manera que forma una estructura cilíndrica para dar origen a dicho segmento uretral.

b) *Uretra membranosa:* Es la porción de la uretra en la que se encuentra el esfínter voluntario. Este esfínter voluntario o externo se encarga del mecanismo de continencia urinaria, de tal manera que trabaja de forma sincrónica con la contracciones de la vejiga al momento de la micción, es decir, cuando la vejiga se contrae para iniciar el vaciamiento de orina, el esfínter externo debe relajarse para permitir el paso de la misma hacia el exterior.

c) *Uretra bulbar:* Es la porción de la uretra que tiene un diámetro mayor que el resto. Se denomina así porque al ser mayor su diámetro adquiere la forma de bulbo.

d) *Uretra peneana o pendular:* Es la porción más larga de la uretra, cuya función es únicamente el paso o conducción de orina y semen.

e) *Fosa navicular:* Es la porción terminal de la uretra, donde se encuentra el meato uretral, que es el orificio que se puede observar al final del pene y a través del cual salen orina y semen.

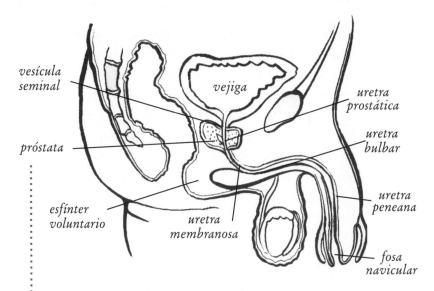

vesícula seminal

vejiga

uretra prostática

uretra bulbar

próstata

esfínter voluntario

uretra membranosa

uretra peneana

fosa navicular

FIG. 1 *Anatomía del aparato genitourinario masculino.*

3) **La próstata:** Es una glándula que se encuentra justo debajo de la vejiga y que está formada por tejido secretor y fibromuscular.

En condiciones normales la próstata debe pesar entre 15 y 20 gramos y, como ya se mencionó, forma la uretra prostática, que mide aproximadamente 2,5 cm de longitud. Se encuentra sostenida al pubis por los ligamentos puboprostáticos, y hacia abajo por el diafragma urogenital.

La próstata es atravesada en su parte posterior por los conductos eyaculadores que toman una dirección oblicua para terminar en una estructura localizada en el piso de la glándula prostática, justo por delante del esfínter voluntario, llamado verumontanum *(fig. 2)*. Justo en esta eminencia prostática se localiza también el utrículo prostático, sitio donde desembocan múltiples conductillos (cerca de 25) que drenan la secreción prostática conocida como líquido prostático, que al mezclarse con los espermatozoides y otras sustancias producidas por los testículos y las vesículas seminales, confroman el semen *(fig. 3)*.

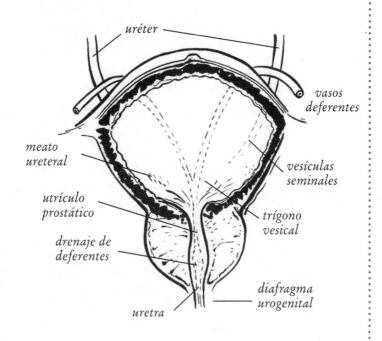

uréter

vasos deferentes

meato ureteral

vesículas seminales

utrículo prostático

trígono vesical

drenaje de deferentes

diafragma urogenital

uretra

FIG. 2 *Anatomía de vejiga, vesículas seminales y próstata. Nótese que las vesículas seminales se encuentran detrás de la vejiga y que los conductos deferentes atraviesan la próstata para desembocar en el verumontanum.*

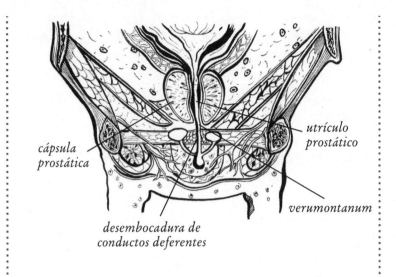

cápsula
prostática

utrículo
prostático

verumontanum

desembocadura de
conductos deferentes

FIG.3 *Anatomía de la glándula prostática. Nótese que en el
verumontanum desemboca el utrículo prostático por arriba
y debajo de los conductos deferentes o eyaculadores.*

La principal función de la próstata

La principal función del conjunto de células prostáticas,
es producir y secretar una glucoproteína de cadena simple, formada por 237 aminoácidos, conocida como antígeno prostático específico.

La función del antígeno prostático específico consiste
en licuar el semen; es decir, darle una consistencia líquida
con el objeto de que los espermatozoides puedan viajar
hasta alcanzar el óvulo y fecundarlo.

Es decir que si no tuviéramos próstata, no podríamos reproducirnos, ya que eyacularíamos coágulos seminales, y los espermatozoides no tendrían un medio acuoso para moverse, hasta alcanzar el óvulo para la concepción.

Es importante aclarar que la próstata NO produce espermatozoides.

Los espermatozoides se producen exclusivamente en los testículos y una vez formados, se conducen a través de los conductos deferentes para almacenarse en las vesículas seminales. En el momento de la eyaculación, los espermatozoides, se mezclan con la secreción prostática y con los demás elementos que se producen en las vesículas seminales para constituir el semen propiamente.

ENFERMEDADES DE LA PRÓSTATA

¿QUÉ ES LA PROSTATITIS?

1

La PROSTATITIS SE DEFINE como una inflamación de la glándula prostática, que puede presentarse por diferentes causas. Comprende un conjunto de signos y síntomas, así como trastornos funcionales que afectan a la próstata y a la región perineal. Los síntomas pueden parecerse, a pesar de que el origen del padecimiento sea muy diverso.

Suele presentarse en adultos jóvenes o varones de edad media. Es un trastorno urinario muy frecuente que se presenta entre la segunda y cuarta décadas de la vida.

> Es muy importante dejar claro el concepto de inflamación, ya que en innumerables ocasiones los pacientes e incluso los mismos médicos confunden inflamación prostática con crecimiento prostático, conceptos que son absolutamente diferentes.

«Inflamación» es una palabra que deriva de la etimología grecolatina *inflammatio*, que significa encender o hacer fuego. El proceso inflamatorio es la forma que tienen las diferentes células del cuerpo de responder ante diversos *agentes dañinos* para el organismo. Se trata de una respuesta inespecífica a las agresiones del medio, generada por diversos *agentes inflamatorios.*

La respuesta inflamatoria ocurre sólo en tejidos vascularizados (que cuentan con vasos sanguíneos) y surge con el fin defensivo de aislar y destruir al agente agresor, así como reparar el tejido u órgano dañado.

Se considera, por lo tanto, un mecanismo de inmunidad propio de todos los organismos vivos. Esta capacidad de defensa es específica contra cada tipo de agente infeccioso o agresor directo del organismo, a diferencia de la reacción inmune adaptativa.

La inflamación se denomina en medicina con el sufijo *itis,* por ejemplo: faringitis, laringitis, colitis… El mayor problema que surge de la inflamación es que la defensa puede dirigirse tanto a agentes dañinos como a no dañinos, de manera que provoque lesión en tejidos u órganos sanos.

Algunos agentes biológicos como bacterias, virus, parásitos y hongos desencadenan la reacción inflamatoria en las células de los mamíferos que disponen de receptores específicos para captarlos. Algunos de estos organismos producen toxinas que estimulan la producción de diferentes mediadores para producir el fenómeno inflamatorio.

De igual manera, existe una cantidad increíble de agentes que no son microorganismos y que pueden producir reacciones inflamatorias tan graves, que pueden generar necrosis o muerte de los tejidos afectados. Las células inflamadas liberan moléculas que aceleran e incrementan la respuesta inflamatoria, tales como prostaglandinas, leucotrienos, histamina, granulocitos, entre otras.

Existen también agentes físicos que desencadenan el fenómeno inflamatorio, entre los cuales podemos mencionar el frío, el calor, los rayos ultravioleta, entre otros. Los agentes químicos que pueden producir una respuesta inflamatoria son, por ejemplo, los venenos de animales o insectos y las sustancias tóxicas industriales.

Así mismo, traumas como fracturas, golpes, heridas y cuerpos extraños que entran en contacto con el organismo, producen inflamación porque dañan a los tejidos o añaden microorganismos que se combinan el factor traumático potenciando y/o agravando la respuesta inflamatoria.

> Las alteraciones vasculares son otro agente causante de inflamación ya que producen la disminución de la cantidad de sangre que una célula o tejido del cuerpo necesita para vivir y realizar sus funciones, lo que produce progresivamente a muerte celular o necrosis, y en consecuencia, la producción de sustancias mediadoras de respuesta inflamatoria.

Las alteraciones del sistema inmunológico, como por ejemplo las respuestas de hipersensibilidad o alergia, y las autoinmunes, como el lupus eritematoso sistémico o la artritis reumatoide, desencadenan procesos inflamatorios cuya causa principal es la propia respuesta inmune del organismo, siendo ésta la causa principal del daño del tejido.

Todo proceso inflamatorio se caracteriza por los siguientes signos y síntomas:

- **Tumefacción:** Se refiere a la producción y aumento del liquido que se encuentra en el espacio extravascular, que lleva a la formación de edema o hinchazón.
- **Rubor:** Se refiere al enrojecimiento de la zona inflamada debido principalmente al fenómeno de vasodilatación.
- **Calor:** Es el aumento de la temperatura de la zona inflamada. Se debe a la vasodilatación y al incremento del consumo local de oxígeno.
- **Dolor:** Aparece como consecuencia de la liberación de sustancias capaces de provocar la activación de los nociceptores, que son moléculas generadoras de dolor tales como las prostaglandinas.
- **Disminución o pérdida de la función:** Si un tejido sufre algún proceso inflamatorio grave y no recibe atención médica especializada, puede llegar a disminuir o perder su función.

El concepto de inflamación, una vez aclarado, lo aplicamos a la próstata para detallar cuáles son las causas o agentes que producen dicho fenómeno en la glándula, así como su sintomatología y signos clínicos.

¿QUÉ ES LA PROSTATITIS BACTERIANA?

2

ESTA ENFERMEDAD es causada principalmente por bacterias clasificadas como gram-negativas. La más común es *Escherichia coli*. Además de ésta, existen bacterias como la pseudomona, los enterococos, algunas bacterias grampositivas y, en raras ocasiones, anaerobios.

Las bacterias pueden entrar en contacto con la próstata por diferentes vías:

a) Por la uretra, en forma ascendente. Es decir, suben por el conducto uretral hasta llegar a la próstata, donde se multiplican y desarrollan un proceso infeccioso e inflamatorio. Este tipo de acceso es favorecido principalmente durante el coito. Es necesario aclarar que no se trata necesariamente de una enfermedad venérea, ya que se puede presentar en cualquier paciente con vida sexual activa, debido a que en la mucosa vaginal existen microorganismos que son considerados flora normal, que no producen ningún síntoma o signo de infección. En el varón ésta flora puede llegar hasta la próstata a través de la uretra e infectarla, ya que la vía urinaria del hombre no posee este tipo de flora bacteriana.

b) Por los conductos prostáticos, debido a alguna infección urinaria, ya que la misma orina infectada al momento de salir, puede refluir por los conductillos prostáticos e infectar la próstata.

c) Por extensión linfática de las bacterias que existen como flora normal en el recto de cualquier ser humano.

d) Por diseminación sanguínea. Se presenta en aquellos varones que sufren alguna infección en cualquier órgano del cuerpo ya que las bacterias pueden viajar por el torrente circulatorio hacia cualquier otro sitio vascularizado del organismo e infectarlo.

La infección bacteriana aguda de la próstata, habitualmente se encuentra asociada a cistitis infecciosa, situación que se ve favorecida por cualquier proceso obstructivo urinario bajo, como el mismo crecimiento prostático, lo cual puede ocasionar retención aguda de orina.

Cualquier paciente que detecte cambios o disminución en la fuerza y calibre el chorro urinario, así como, aumento en la frecuencia de visitas al baño para orinar, tiene riesgo inminente de presentar ésta enfermedad.

Este tipo de infecciones prostáticas puede resolverse completamente con un tratamiento adecuado prescrito por un urólogo certificado o progresar hasta llegar a la formación de abscesos prostáticos, infecciones graves, bacteremia, sepsis y, en casos muy graves, al deceso del paciente.

Los síntomas de una prostatitis bacteriana aguda son: fiebre, dolor perineal, sensación de cuerpo extraño en el periné (sitio anatómico que se encuentra localizado entre el esfínter anal y la bolsa escrotal), urgencia urinaria, ardor para orinar, sangre en la orina, sangre en el semen, aumento en la frecuencia de las micciones y sensación de obstrucción a la salida del chorro urinario.

En algunos pacientes se manifiestan todos estos síntomas y signos, y en otros pueden presentarse síntomas aislados; razón por la cual es de vital importancia que al detectar cualquiera de éstos síntomas, acuda con un urólogo certificado para ser evaluado y tratado. A menos de que el paciente desarrolle septicemia, el pronóstico generalmente es bueno para la recuperación y para la función reproductiva.

¿QUÉ ES LA PROSTATITIS CRÓNICA?

3

LA PROSTATITIS CRÓNICA es una infección no aguda de la próstata causada por una o más bacterias. Es decir, las bacterias se alojan dentro de la glándula prostática por un tiempo prolongado, causando sintomatología vaga, variable y en ocasiones discreta, que se diagnostica cuando un urólogo certificado estudia al paciente de manera minuciosa.

Las rutas de infección son las mismas que en la prostatitis aguda.

Al ser ésta una enfermedad infecciosa crónica, puede llevar al paciente a consecuencias graves como las que se mencionaron en la prostatitis aguda, además de infecciones testiculares (denominadas orquitis) o de las estructuras paratesticulares como en el epidídimo, denominadas epididimitis, que además de las consecuencias ya descritas, puede producir trastornos en la fertilidad.

¿QUÉ ES LA PROSTATITIS NO BACTERIANA?

4

Es UNA CAUSA MUY COMÚN de los síndromes prostáticos y su agente causal es generalmente difícil de encontrar. Es necesario un gran esfuerzo para determinar si el o los agentes causantes de esta enfermedad son bacterias poco comunes en la vía urogenital como mycoplasma, ureaplasma, clamidia, tricomonas, protozoarios o virus, los cuales pueden detectarse realizando cultivos específicos, sin embargo, no en todos los casos se demuestran, de ahí el nombre establecido como prostatitis no bacteriana. Algunos autores sostienen que esta enfermedad puede explicarse como un proceso autoinmune de la próstata.

> El diagnóstico de la prostatitis no bacteriana habitualmente se realiza por exclusión de otras formas de prostatitis.

De manera paradójica, los síntomas y signos de la prostatitis no bacteriana son los mismos que en las prostatitis bacterianas, a excepción de que los cultivos resultan negativos y no es posible aislar o identificar ninguna bacteria en ellos.

La prostatodinia

Este diagnóstico aplica para aquellos pacientes que presentan y refieren síntomas sugestivos de prostatitis, especialmente dolor e incomodidad perineal, sin causa aparente de inflamación prostática o de infección. Estos pacientes presentan cultivos negativos y no demuestran alteraciones morfológicas como aumento del volumen de la glándula, ni datos objetivos de obstrucción urinaria baja.

Debido a lo anterior, la prostatodinia es de las entidades más complejas de manejar y de resolver, de ahí que surja la necesidad de extender protocolos de estudio individualizado para cada paciente, sin perder de vista la ventana diagnóstica de enfermedades como neuritis, síndrome doloroso pélvico crónico, alteraciones ortopédicas de la estática pélvica, enfermedades reumáticas como la fibromialgia. De este modo podemos ofrecer al paciente un diagnóstico preciso y por consiguiente un tratamiento adecuado con objeto de mejorar su calidad de vida.

La prostatitis granulomatosa no específica

La prostatitis granulomatosa no específica es una enfermedad que se presenta muy esporádicamente. Existen dos variantes dentro de la misma:

a) **Eosinofílica:** Ocurre en pacientes que padecen de asma bronquial o en aquellos predispuestos a las alergias. La causa aparente de esto es una variante de una enfermedad conocida como vasculitis, y se refiere a inflamación crónica de pequeños vasos sanguíneos dentro de la próstata.

b) **No eosinofílica:** Ésta resulta de una reacción granulomatosa (pequeños tumores benignos de naturaleza inflamatoria, conformados por diferentes tipos de células) dentro de la próstata, provocada por un escape de secreciones prostáticas a través de sus ductos y acinos.

> Ahora podemos resaltar la diferencia entre inflamación prostática e hiperplasia prostática. El término **hiperplasia prostática**, se define como el aumento o multiplicación del número de células que forman la próstata, y no a un proceso inflamatorio celular, como se ha explicado.

Es muy importante aclarar y resaltar que no existen plantas mágicas ni remedios milagrosos para la resolución de ésta ni de ninguna otra enfermedad de la próstata.

Algunos productos que se comercian sin escrúpulos, no están aprobados por los organismos internacionales especializados en farmacología, que avalen y certifiquen la calidad y utilidad de los mismos en la medicina. Por lo tanto NO es recomendable su empleo, ya que no ofrecen ninguna seguridad al paciente. No son medicamentos y lo único que hacen es engañar al paciente haciéndolo perder, además de dinero, tiempo valioso para la detección oportuna de cualquier enfermedad, poniendo en riesgo su salud y, a final de cuentas, su vida. Ante la presencia de cualquier síntoma o incomodidad física, sugerimos consultar a un especialista certificado para obtener atención profesional, de calidad, que refleje resultados en la evolución y resolución de la enfermedad.

¿QUÉ ES LA HIPERPLASIA PROSTÁTICA?

5

EL TÉRMINO HIPERPLASIA se refiere al aumento en el volumen de algún órgano, debido a la multiplicación en el número de sus células. Es importante no confundirlo con hipertrofia, que significa aumento del volumen de algún órgano por el aumento del tamaño de sus células.

> La hiperplasia prostática se refiere precisamente al aumento en el tamaño de la glándula prostática, debido a una multiplicación en el número de sus células. Esta enfermedad constituye, junto con el cáncer de próstata, un porcentaje muy alto de las enfermedades del sistema urinario.

Como ya comentamos en capítulos anteriores, la próstata es un órgano muy complejo formado por acinos, tejidos y fibras musculares. Se desarrolla en la semana 12 de la vida intrauterina del feto masculino y está codificada para responder a la influencia de las hormonas masculinas o andrógenos que producen los testículos.

La localización anatómica de la próstata y su estructura fueron explicados en los primeros capítulos, así como la distribución de la uretra, sitio de drenaje de las vesículas seminales para eyacular y el verumontanum.

La próstata normal debe pesar entre 15 y 20 gramos. Esto es importante debido a que una próstata hiperplásica puede llegar a rebasar el 200% de su peso considerado como normal.

La hiperplasia prostática obstructiva es un crecimiento no maligno de la próstata, es decir, la hiperplasia no produce cáncer de próstata, son entidades independientes, aunque pueden coexistir hiperplasia y cáncer en la misma glándula enferma.

De la hiperplasia prostática, se tiene conocimiento desde el año 1 500 A.C., documentado en un papiro egipcio, que hace alusión a una enfermedad que le impedía a los pacientes varones orinar correctamente. En documentos posteriores a esa fecha, también se menciona. Tal es el caso de Hipócrates que en el año 500 A.C. la describe en sus testimonios. Como podrá darse cuenta el lector, prácticamente se tiene conocimiento de las enfermedades de la próstata desde la primera civilización, y su comportamiento clínico ha sido estudiado hasta nuestros días, ya que se trata de una enfermedad que se presenta prácticamente en todos los hombres en algún momento de su vida.

> Estudios recientes reportan que la hiperplasia prostática se presenta en el 51% de los pacientes que oscilan entre los 55 y los 69 años de edad.

Los primeros cambios en la estructura de la próstata, que preciden al crecimiento prostático, pueden comienzar a la edad de 35 años y se caracterizan por presentar nódulos en el estroma o tejido propio de la próstata, que se originan alrededor de las glándulas periuretrales. Por ser tan pequeños estos nódulos, prácticamente no dan síntomas a esta edad. Posteriormente la hiperplasia acinar o glandular comienza alrededor de éstos pequeños nódulos que durante el paso del tiempo continúan creciendo, y puede tomar años en manifestarse clínicamente. Estos datos sugieren que todos los hombres desarrollarán hiperplasia prostática con el paso de los años.

El crecimiento de la próstata se debe a la influencia de las hormonas masculinas sobre la misma. La testosterona es el principal andrógeno que se produce en los testículos. Esta testosterona, en su forma primitiva, no ejerce ninguna acción sobre la próstata. La testosterona debe de transformarse en su forma activa, conocida como dehidrotestosterona, para ejercer sus funciones en el organismo. Esta conversión se lleva a cabo mediante una enzima llamada 5 alfa reductasa.

De tal manera que las hormonas masculinas toman un papel decisivo en el desarrollo y crecimiento de la próstata. Si los testículos no produjeran hormonas, la próstata no crecería. De ahí que podamos afirmar que los únicos casos que no presentan crecimiento de la próstata, son personas a quienes castraban en la infancia para evitar el cambio en la tonalidad y timbre de su voz, con el fin de educarlos en la tesitura de contratenores, así como los eunucos que eran castrados para cuidado y vigilancia de los harenes reales.

La exposición de la próstata a las hormonas masculinas se vuelve más prolongada a medida que el hombre va ganando edad, es decir, el factor tiempo sumado al efecto hormonal, son los responsables del crecimiento de la próstata. Por eso la hiperplasia prostática es una enfermedad que se presenta generalmente después de los 50 años, ya que se necesita de todo ese tiempo para que la testosterona logre una multiplicación celular significativa, y por ende su crecimiento.

¿CUÁLES SON LOS SÍNTOMAS DE LA HIPERPLASIA PROSTÁTICA? 6

Los síntomas de la hiperplasia prostática son principalmente obstrucción urinaria baja y/o irritación urinaria. Entre los síntomas obstructivos urinarios más importantes y evidentes, podemos mencionar la disminución de la fuerza y calibre del chorro urinario, debido a la compresión progresiva que el mismo crecimiento de la próstata produce sobre el calibre de la uretra, es decir, la va cerrando en forma gradual. En los casos más graves, produce obstrucción urinaria total, conocida como retención aguda de orina. Esta situación obliga al paciente a acudir a una sala de urgencias hospitalaria para que le sea colocada una sonda transuretral, con objeto de poder drenar la orina contenida dentro de la vejiga.

Otro síntoma importante de la obstrucción urinaria es la hescitación. Esto significa que el paciente tiene que pujar para iniciar la micción, es decir, la dificultad para arrancar la micción.

Para entender lo anterior, es necesario explicar cómo está formada la vejiga y cómo funciona. La vejiga es un órgano constituido por muchas capas que, de adentro hacia afuera, son: mucosa, submucosa, lámina propia, muscular superficial, muscular profunda y serosa. De entre de todas estas capas nos ocuparemos ahora de las capas musculares, que juntas, la muscular superficial y la muscular profunda, se conocen como músculo detrusor de la vejiga.

Como cualquier músculo del cuerpo, la función del músculo detrusor es la de contraerse y relajarse, de tal manera que la vejiga funciona como una bomba que tiene que generar presión para poder desplazar volumen. Cuando la vejiga tiene una próstata grande que obstruye la salida de orina, el músculo detrusor necesita mucho tiempo para poder contraerse y generar la presión necesaria para vencer la obstrucción que hace la próstata y poder iniciar la micción.

La intermitencia es otro síntoma que habla de obstrucción urinaria baja, y esto se debe a que el músculo detrusor es incapaz de mantener una contracción uniforme hasta el final del vaciamiento vesical, de tal manera que el paciente orina a pausas o en pequeños chorritos, con la necesidad de pujar para aumentar la presión abdominal y así ayudar a la vejiga a vaciarse.

El goteo terminal son aquellas gotas de orina que continúan saliendo una vez que la vejiga hizo su mayor esfuerzo por vaciarse. Esto se debe al mismo fenómeno obstructivo que ofrece la próstata, ya que opera como una válvula que tapa la salida de orina.

A esta condición los pacientes se refieren como gotas de orina que manchan la ropa después de que supuestamente terminaron de vaciar la vejiga.

Entre los síntomas irritativos más importantes, podemos mencionar la frecuencia urinaria, la nicturia, la urgencia urinaria y la disuria.

La frecuencia urinaria, como su nombre lo dice, es la necesidad de orinar en periodos de tiempo cortos entre una visita al baño y la otra. Esto se debe a que la vejiga no se vacía completamente, por la obstrucción prostática y por la irritación que sufre el piso vesical por compresión de la próstata crecida, así como por la inestabilidad que presenta el músculo detrusor deteriorado y descompensado por el esfuerzo crónico que hace por orinar. A causa de esto con un poco de orina que filtren los riñones, la vejiga se llena nuevamente en un periodo de tiempo corto, obligando al paciente a visitar el baño muy frecuentemente.

La nocturia es la necesidad de orinar frecuentemente por la noche debido a que, durante el sueño, disminuye el tono muscular del esfínter urinario voluntario y de los componentes musculares de la uretra, porque la corteza cerebral trabaja menos intensamente que durante las horas de vigilia.

La urgencia urinaria se refiere a la necesidad imperiosa de orinar, y se debe a la inestabilidad del músculo detrusor que literalmente se encuentra cansado de trabajar tan intensamente y durante mucho tiempo para poder orinar, a pesar de la obstrucción prostática.

La disuria es la sensación de ardor al orinar debido a que la orina no puede vaciarse completamente, se queda estancada y por lo tanto se infecta.

Como el lector podrá advertir, los síntomas de la obstrucción urinaria baja secundaria a un crecimiento prostático, son dignos de tomarse en cuenta y de darles la importancia que requieren, ya que de no observarlos pueden traer consecuencias graves e irreversibles a las vías urinarias y a la calidad de vida.

Muchos pacientes aseguran no tener problemas o dificultad para orinar, porque se han acostumbrado a orinar mal o a orinar como se pueda, sin caer en la cuenta de que su chorro urinario es débil, que tardan mucho tiempo en vaciar la vejiga, que el goteo terminal moja la ropa o los zapatos, que se levantan varias veces durante la noche a orinar, que orinan frecuentemente durante el día o que inclusive presentan orina por rebosamiento o incontinencia urinaria parcial. Esto no es normal. Si usted detecta la presencia de alguno o algunos de éstos síntomas, seguramente tiene algún problema que requiere pronta atención especializada por un urólogo certificado.

¿Cómo puedo saber si tengo OBSTRUCCIÓN PROSTÁTICA?

Con objeto de que cada persona pueda realizar una autoevaluación de los síntomas urinarios obstructivos, la Asociación Americana de Urología (aua) ha creado una tabla que asigna puntos de acuerdo a la gravedad de cada uno de los síntomas, los cuales se van sumando hasta alcanzar un puntaje total. De acuerdo a ese puntaje, el paciente podrá darse cuenta de la necesidad de recibir atención médica especializada. Es importante aclarar que aunque el puntaje sea bajo o señale una obstrucción urinaria leve, el paciente debe ser evaluado por el urólogo, con objeto de evitar consecuencias y deterioro progresivo de la vía urinaria, que pueden ser irreversibles.

SINTOMATOLOGÍA	NUNCA	UNA DE CADA 5 VECES	MENOS DE LA MITAD	LA MITAD DE LAS VECES	MÁS DE LA MITAD	CASI SIEMPRE
¿Qué tan frecuentemente ha tenido la sensación de que la vejiga no se ha vaciado por completo al terminar de orinar?	0	1	2	3	4	5
¿Qué tan frecuentemente ha tenido que orinar otra vez en menos de 2 horas?	0	1	2	3	4	5
¿Qué tan frecuentemente se ha interrumpido el chorro urinario durante la micción?	0	1	2	3	4	5
¿Qué tan frecuentemente le ha sido difícil aguantar las ganas de orinar?	0	1	2	3	4	5
¿Qué tan frecuentemente ha tenido un chorro urinario débil?	0	1	2	3	4	5
¿Qué tan frecuentemente ha tenido que pujar o esforzarse para empezar a orinar?	0	1	2	3	4	5
¿Cuántas veces se levanta por la noche para orinar?	0	1	2	3	4	5

Calidad de vida

¿Cómo se sentiría si tuviera que vivir con su padecimiento urinario actual, durante el resto de su vida?

FELIZ	MUY SATIS-FECHO	NEUTRAL	MUY INSA-TISFECHO	INFELIZ	TERRIBLE
0	1	2	3	4	5

Obstrucción urinaria de acuerdo al puntaje:

1 a 7 = *leve*

8 a 19 = *moderada*

20 a 25 = *severa*

¿QUÉ CONSECUENCIAS TIENE EL CRECIMIENTO PROSTÁTICO
SOBRE LAS VÍAS URINARIAS?

CUALQUIER TIPO DE OBSTRUCCIÓN urinaria produce estasis; es decir, orina estancada. Este efecto obstructivo produce daño severo sobre la función renal, ya que genera pérdida progresiva y no reversible de la misma, hasta llegar a la destrucción total del riñón produciendo hidronefrosis e insuficiencia renal, situación que obliga al paciente a depender de un programa de diálisis y en casos específicos de un transplante renal.

> La obstrucción urinaria y por ende el estancamiento de la orina, produce infecciones que causan daño adicional al órgano afectado.

Un aumento en el tamaño de la próstata que produzca obstrucción, genera daño a la estructura anatómica de los órganos urinarios de manera irreversible. El peso en gramos de una próstata normal oscila entre 15 y 20 gramos, cuando este peso excede los límites de la normalidad, comienza a obstruir el calibre de la uretra de manera progresiva ya que la va comprimiendo.

De igual manera, la próstata crecida eleva una barra media hacia el interior de la vejiga, deformando su piso y comprimiendo los orificios de drenaje de los uréteres, que son tubos encargados de conducir la orina del riñón hacia la vejiga, los cuales se encuentran localizados justo en el piso de la vejiga, en una estructura denominada trígono vesical. Para entender este fenómeno, lo explicaremos en dos partes en el siguiente capítulo.

¿QUÉ DAÑO A LA VEJIGA PUEDE PROVOCAR LA HIPERPLASIA PROSTÁTICA?

COMO SE EXPLICÓ ANTERIORMENTE, la vejiga es un órgano compuesto por varias capas, pero la principal es un músculo llamado detrusor, y como cualquier músculo funciona contrayéndose y relajándose, no siendo éste la excepción.

Si la próstata crecida obstruye la salida de orina de la vejiga, ésta última hace un esfuerzo enorme contrayéndose fuertemente para poder generar presión y desplazar el volumen de orina hacia el exterior (es el mismo principio de una bomba para mover agua).

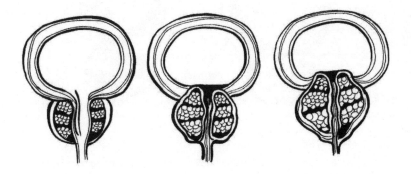

FIG. 4 Crecimiento prostático progresivo. Nótese como la uretra se va cerrando a medida que crece la próstata provocando que la vejiga no se vacíe completamente, dejando orina estancada.

Al contraerse fuertemente y por mucho tiempo, el músculo vesical va creciendo, de igual manera que crecería un
músculo que va al gimnasio diariamente para ejercitarse.
Este cambio es muy dañino para la estructura de la vejiga y su funcionamiento, porque además de no ser reversible, las fibras gruesas del músculo se van abriendo debido a la presión que ejerce la orina sobre las paredes de
la misma vejiga, dejando espacios entre ellas que se conocen con el nombre de celdillas vesicales, las cuales son
sitios de baja resistencia vesical.

Para explicarlo coloquialmente se puede comparar
como cuando conducimos un automóvil y pasamos sobre
un bache, se le hace un chipote a la llanta porque se rompen
las cuerdas que le dan resistencia; si la inflamos con más
presión de aire que lo que aguanta normalmente reventa-
ría en el sitio donde se rompieron las cuerdas.

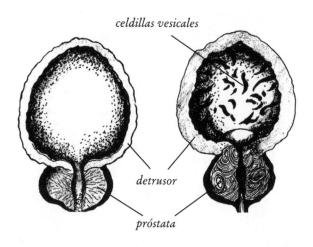

FIG. 5 *La imagen de la izquierda representa una próstata normal. Nótese que la uretra está totalmente libre, el músculo
detrusor es delgado y la mucosa es lisa. En la imagen de la
derecha se observan los cambios que produce la próstata crecida: uretra cerrada, músculo detrusor grueso, trabeculación
vesical y celdillas vesicales.*

En la vejiga, se aplica el mismo efecto. Cuando la vejiga se contrae fuertemente para vaciar la orina y vencer la resistencia que ofrece mecánicamente la próstata que obstruye, se van creando divertículos o hernias vesicales que a medida que continúe la obstrucción y el esfuerzo vesical para orinar, irán creciendo.

Estos divertículos son sitios donde se estanca aún más la orina ya que están desprovistos de músculo y por lo tanto no pueden contraerse para vaciar la orina que contienen, favoreciendo a las infecciones, formación de piedras urinarias, y en casos crónicos pueden llegar a producir cáncer por la erosión prolongada de la mucosa vesical con dichas piedras. Es necesario aclarar que estos cambios en la vejiga son irreversibles.

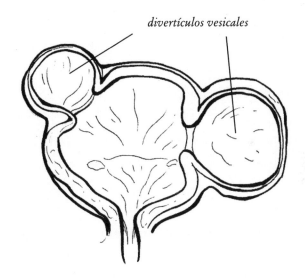

divertículos vesicales

FIG. 6 *Divertículos vesicales. Nótese que la pared del divertículo carece del grosor que tiene el músculo detrusor.*

¿QUÉ DAÑO A LOS RIÑONES PUEDE PROVOCAR LA HIPERPLASIA PROSTÁTICA?

El riñón está compuesto por tejido especializado donde se encuentran las nefronas, que son las unidades funcionales del riñón, y por una cavidad donde se envía la orina una vez producida por el mismo. De ahí la orina se conduce hacia la vejiga a través de dos tubos llamados uréteres, y desembocan en el piso vesical en una unidad anatómica conocida como trígono.

Cuando la próstata crece y obstruye el sitio de drenaje de los uréteres o meatos ureterales, la orina que se produce en el riñón se queda estancada debido a ésta obstrucción, produciendo dilatación en ambos uréteres, así como del tejido funcional renal. Estos cambios tampoco son reversibles y conducen al paciente a una entidad patológica conocida como insuficiencia renal postrenal, que le obliga a depender de terapia de diálisis o incluso requerir de un transplante renal.

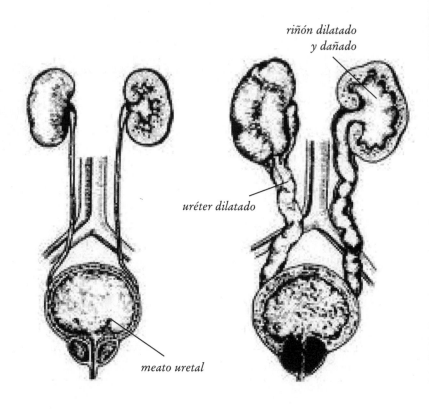

riñón dilatado
y dañado

uréter dilatado

meato uretal

FIG. 7 *En la imagen de la izquierda, nótese que los meatos ure-terales se encuentran libres y no hay cambios en la vía uri-naria. En la imagen derecha observe los meatos ureterales obstruidos por la próstata crecida, la dilatación ureteral y el adelgazamiento del tejido renal, que representa un daño renal irreversible.*

¿CÓMO SE DIAGNOSTICA
LA HIPERPLASIA PROSTÁTICA?

EL DIAGNÓSTICO de la hiperplasia prostática obstructiva, se realiza tomando en cuenta los siguientes puntos:

1) **Sintomatología**: Disminución del calibre y de la fuerza del chorro urinario, necesidad de pujar antes de iniciar la micción, sensación de ardor o dolor al orinar, dolor abdominal tipo cólico durante la micción (que es cuando la vejiga se vacía), aumento en la frecuencia de visitas al baño para orinar, despertar más de una vez durante la noche para orinar, somnolencia, fatiga crónica, presencia de sangre en la orina, presencia de hernias en las ingles y/o abdominales debido al aumento de presión abdominal constante para poder orinar, presencia de hemorroides, infecciones urinarias y pérdida de apetito entre otros.

2) **Exámenes de laboratorio**: Se debe estudiar las características de la orina para identificar datos de infección, presencia de sangre en la orina que en muchas ocasiones es microscópica y no la puede identificar el ojo humano a simple vista. En la sangre se deben medir los niveles de creatinina, urea y nitrógeno uréico, que son datos de mucha utilidad para evaluar la función renal, y la posible repercusión sobre los riñones en el proceso obstructivo prostático. De igual manera se debe determinar el valor del antígeno prostático específico para descartar la posibilidad de cáncer prostático.

3) **Uroflujometría**: Es un estudio que mide con precisión la cantidad de mililitros de orina que expulsa la vejiga, mide el tiempo de vaciamiento vesical, mide el tiempo de flujo máximo urinario, el promedio de mililitros de orina por segundos y el volumen vaciado. Este estudio permite documentar si existe o no un proceso obstructivo prostático, mediante la observación del comportamiento del chorro urinario.

4) **Ultrasonido**: Es un estudio de imagen que mide con mucha exactitud el tamaño en gramos de la próstata, el espesor de la pared de la vejiga y la cantidad de orina que queda. Es necesario revisar con este estudio los riñones para evaluar si estos tienen algún daño producido por la obstrucción urinaria; por ejemplo, dilatación de la cavidad renal.

5) **Cistoscopia**: Es un estudio que permite observar bajo visión directa las características anatómicas y morfológicas de la uretra, próstata y vejiga. Este estudio debe realizarse bajo anestesia o sedación. Es importante saber que la cistoscopia no forma parte imprescindible del diagnóstico del paciente. Se indica en aquellos pacientes que presentan sangre en la orina en cantidad importante, en aquellos que tienen enfermedades agregadas de la vía urinaria baja como estenosis de uretra, sospecha de tumores vesicales agregados o litiasis (piedras) en uretra o vejiga.

¿CÓMO SE TRATA
LA HIPERPLASIA PROSTÁTICA?

12

DEBIDO A QUE LA HIPERPLASIA prostática es una enfermedad progresiva, el tiempo oportuno de abordaje diagnóstico y de tratamiento es variable y depende de la severidad
de los síntomas y la presencia de complicaciones.

Los pacientes que requieren tratamiento inmediato
son aquellos que presentan síntomas urinarios obstructivos graves como: retención aguda de orina (incapacidad
total para orinar acompañada de la sensación desagrada-
ble e incómoda de querer orinar y no poder a pesar de
hacer gran esfuerzo abdominal, por lo que es necesario
colocar una sonda urgentemente para vaciar la vejiga y
aliviar los síntomas.

> Los pacientes a quienes se les
> ha colocado una sonda, deben
> atenderse de inmediato ya que
> una sonda no debe permanecer
> más de catorce días en el cuer-
> po por el riesgo de infecciones
> urinarias, formación de piedras
> y estrechamiento de la uretra.

La presencia de sangre en la orina, algunos signos de daño en los riñones como dilatación de los uréteres, insuficiencia renal e infecciones urinarias recurrentes, deben atenderse con prontitud y diligencia.

Una cantidad importante de urólogos y de pacientes prefieren tratar la enfermedad oportunamente con el objeto de impedir daños irreversibles a la estructura y funcionamiento de las vías urinarias, así como para mejorar la calidad de vida.

Existen una gran variedad de métodos de tratamiento y manejo, que deben ser recomendados por un urólogo certificado, después de una evaluación integral de cada caso en particular. Es importante mencionar que el tratamiento oportuno de la hiperplasia prostática evita secuelas graves a las vías urinarias.

> No crea en mitos y leyendas respecto a tratamientos maravillosos y mágicos, ya que ninguno de ellos a lo largo de la historia de la urología ha logrado demostrar utilidad.

Se cita textualmente el decreto que publicó la COFEPRIS en agosto de 2010, el cual hace referencia a este tipo de productos.

COFEPRIS ORDENA EL RETIRO DE ANUNCIOS DE LOS PRODUCTOS PROSTAMAX

11 DE AGOSTO DE 2010

La Comisión Federal para la Protección contra Riesgos Sanitarios (COFEPRIS) ordenó el retiro del aire de anuncios publicitarios del producto «Prostamax» por no contar con autorización sanitaria correspondiente y atribuir a estos productos propiedades curativas, terapéuticas preventivas o rehabilitadoras que no fueron comprobadas ante la autoridad, infringiendo así la Ley General de Salud y el Reglamento de la Ley General de Salud en materia de Publicidad.

La autoridad sanitaria ha realizado cuatro informes de verificación publicitaria con sus respectivas órdenes de suspensión, puesto que la Ley General de Salud y el Reglamento de la Ley General de Salud en materia de Publicidad establece que los anuncios relacionados con medicamentos, suplementos alimenticios, remedios herbolarios, cosméticos y todos los que tienen que ver con la salud humana deben contar con permiso sanitario y no exagerar las propiedades de los productos anunciados.

Derivado de lo anterior también se han realizado visitas de verificación con el aseguramiento del producto que se comercializa ostentando propiedades terapéuticas en caso de afecciones en la próstata.

Este producto se vende irregularmente, sin sustento científico, por televisión, Internet y medios impresos, por lo que la COFEPRIS abrió una investigación a las empresas «Marcas de Renombre, S.A. de C.V.» y al maquilador «Cosméticos Naturales La Ideal», así como al responsable de la marca

«Merkacommerce» y se determinará la procedencia de sanciones económicas.

Cabe señalar que tanto el maquilador como el responsable de la marca se encuentran amparados, por lo que los abogados de la COFEPRIS dan seguimiento al caso.

Si un producto no cuenta con registro sanitario como medicamento significa que no ha comprobado tener eficacia terapéutica, ni ser seguro o de calidad, por lo que no deben atribuirse propiedades terapéuticas en su publicidad, como fue el caso de Prostamax.

La COFEPRIS solicita a los consumidores no comprar este tipo de productos y reportar cualquier reacción adversa al Centro Nacional de Farmacovigilancia en el portal ‹www.cofepris.gob.mx›.

Así mismo, exhorta a los medios de comunicación a no anunciar este tipo de productos».

Actualmente la especialidad en urología cuenta con todo un arsenal de recursos farmacológicos y equipos de vanguardia biomédica, probados y aprobados por las instituciones de salud y calidad correspondientes, que ofrecen alta seguridad y resultados excelentes para la resolución de los problemas prostáticos obstructivos, los cuales deben ser recetados por un especialista en urología y basados en un diagnóstico de precisión, tomando en cuenta las condiciones generales del paciente, los cambios en la vía urinaria que evidencien los estudios de laboratorio y gabinete, el tamaño de la próstata y las secuelas que haya dejado el proceso obstructivo.

¿CÓMO SE TRATA LA HIPERPLASIA PROSTÁTICA OBSTRUCTIVA?

Tratamiento farmacológico de la Hiperplasia prostática obstructiva (HPO)

En la actualidad existe un número importante de medicamentos que después de una correcta evaluación del paciente, y de las condiciones en las que se encuentra la próstata así como del daño que la obstrucción haya causado en la vía urinaria, pueden ser de ayuda en el manejo de la hiperplasia prostática obstructiva.

Es importante aclarar que hasta el día de hoy, no existe un solo medicamento que pueda lograr la involución de la próstata; es decir, que sea capaz de disminuir su tamaño. Tampoco existen medicinas milagrosas que resuelvan las enfermedades prostáticas ni la disfunción eréctil.

Mecanismo de acción de los medicamentos probados y aprobados por los organismos internacionales que regulan la administración y venta de dichos fármacos.

Estos medicamentos se pueden dividir en dos grandes grupos:

- Inhibidores de 5 alfa reductasa.
- Bloqueadores alfa.

Inhibidores de la 5 alfa reductasa

La próstata es una glándula que crece por el estímulo que ejercen las hormonas masculinas sobre la misma. Dichas hormonas son los andrógenos, y la principal es la testosterona.

La testosterona se produce en los testículos y de ahí se envía al torrente circulatorio para que se transforme su forma activa. Es decir, la testosterona en su forma simple o primaria, no ejerce ninguna función en el organismo, necesita convertirse en una molécula llamada 5 dehidro-testosterona para que actúe efectiva en el cuerpo humano.

La conversión de la molécula de testosterona primaria a su forma activa conocida como 5 dehidro testosterona se lleva a cabo gracias a una enzima denominada 5 alfa reductasa.

Debido a esto se desarrollaron medicamentos cuya acción es justamente inhibir esta enzima, con objeto de evitar la transformación de la testosterona a su forma activa y que de esta manera no tenga ningún efecto estimulante para el crecimiento y multiplicación celular de la próstata. Estos medicamentos se denominan por lo tanto *inhibidores de la 5 alfa reductasa*.

La prescripción de este tipo de medicamentos debe hacerse basada en el criterio de un experto en la materia; es decir, de un urólogo certificado, ya que tienen algunos efectos adversos que deben ser tomados en cuenta de manera individual.

Los inhibidores de la 5 alfa-reductasa bloquean la transformación de la testosterona en su forma activa. Debido a esto, puede producir disfunción eréctil en algunos pacientes. Los efectos adversos reportados con mayor frecuencia son disfunción eréctil, disminución del volumen del eyaculado, disminución de la líbido o apetito sexual, crecimiento mamario y urticaria. También ejerce un efecto indeseable sobre el valor del antígeno prostático específico, ya que cuando el paciente lleva tomando varios meses o más este tipo de fármacos, el valor total del antígeno prostático específico se debe multiplicar por 2, ya que produce un resultado falso negativo debido a que lo enmascara y lo reduce a la mitad.

Por ejemplo, un paciente que presenta 2,5 ng/ml de PSA pero que lleva consumiendo por tiempo prolongado algún medicamento inhibidor de la 5 alfa-reductasa, realmente tiene 5,0 de PSA y eso es un foco de alerta para considerar la probabilidad de cáncer de próstata. Esta situación puede confundir al paciente e incluso al médico, dejando encubierto un problema mayor como pudiera ser un cáncer prostático con lo que el paciente, pierde tiempo valioso que repercutirá en el pronóstico de calidad y cantidad de vida del paciente.

Bloqueadores alfa

Este tipo de medicamentos ejercen su acción farmacológica, trabajando directamente sobre los receptores localizados en el cuello de la vejiga. Es decir: en el cuello de la vejiga existe un esfínter interno que no es voluntario a diferencia del esfínter externo que si lo es. Justo en dicho esfínter, se encuentran un gran número de receptores denominados alfa, cuya acción es contraer y relajar el mencionado cuello vesical.

Cuando se estimulan estos receptores actúan produciendo contracción del cuello de la vejiga, por lo tanto, cierran la compuerta de salida de la orina. Cuando por el contrario, estos receptores se bloquean, producen relajación del esfínter interno y facilitan la salida de la orina, mejorando el vaciamiento vesical.

Es importante recalcar que estos medicamentos solo favorecen el vaciamiento de la vejiga, no producen cambios en la próstata, ni reducen su tamaño, ni mucho menos combaten a las células cancerosas en caso de que éstas existan en la próstata.

Este tipo de medicamentos son de empleo delicado, ya que pueden tener efectos adversos sobre otros aparatos y sistemas, principalmente sobre el sistema cardiovascular.

En las arterias del cuerpo, igual que en el cuello de la vejiga, existen receptores alfa, mismos que actúan regulando el tono de las paredes de las arterias contrayéndolas o relajándolas según sea necesario y por lo tanto responden de igual manera a los bloqueadores alfa.

Debido a esto, en algunos pacientes se produce disminución de la presión arterial durante el tratamiento y pueden presentar desde un simple mareo, hasta un síncope o un desmayo, ya que también se bloquean los receptores alfa que se localizan en las paredes arteriales y produce que la pared de las mismas disminuya su tono muscular y por lo tanto no llega la cantidad de sangre necesaria por segundo a algunos órganos como el cerebro, ocasionando pérdida del estado de conciencia de manera transitoria.

Algunas otras reacciones adversas que pueden presentarse con el uso de alfa bloqueadores son mareo, alteraciones de la eyaculación, dolor de cabeza, debilidad náusea, vómito, diarrea, estreñimiento, urticaria.

Antes de iniciar el tratamiento con bloqueadores alfa, el paciente debe ser sometido a un examen médico que debe ejecutar el urólogo especialista, a fin de excluir la presencia de alguna enfermedad cardiaca o trastornos de la presión arterial que puedan representar mayor riesgo que beneficio. De igual manera se debe evaluar un ultrasonido de vejiga y próstata, y también el valor del antígeno prostático específico. Así se justificará la prescripción responsable de éstos medicamentos.

> Como principio general debemos decir que todos los medicamentos son buenos y útiles, su eficacia depende de que los prescriba un experto basado en el correcto diagnóstico, en la dosis correcta, por el tiempo adecuado y al paciente indicado.

En muchos casos los medicamentos solo son capaces de ofrecer un resultado paliativo y no curativo, de ahí que existan otras formas quirúrgicas de manejo y resolución de los problemas prostáticos que hoy por hoy siguen siendo muy útiles y seguras.

Tratamiento quirúrgico de la HPO

En algunos pacientes y en los familiares de los pacientes, la palabra cirugía produce inquietud y a veces terror; ya que generalmente están influenciados por comentarios antagónicos, publicidad mal intencionada, medicamentos mágicos y milagrosos que desvirtúan y satanizan los beneficios de un procedimiento quirúrgico correctamente indicado y realizado por un experto en la materia. Por eso mismo, en este capítulo trataré de explicar los beneficios del tratamiento y desmitificar aquellos comentarios negativos que solo confunden y atemorizan a los pacientes.

Los pacientes candidatos a cirugía son aquellos que reúnen ciertas características después de una adecuada evaluación. Se consideran algunas indicaciones objetivas y absolutas, entre las cuales podemos citar:

a) **Engrosamiento de la pared vesical**: Esto sucede por el esfuerzo que realiza la vejiga para contraerse y poder desplazar el volumen urinario hacia fuera y así vencer la obstrucción prostática.

b) **Orina residual considerable**: Esto sucede porque la vejiga no se vacía completamente cuando el paciente va a orinar.

c) **Infecciones urinarias recurrentes por la obstrucción prostática**: La orina estancada en la vejiga se infecta.

d) **Piedras en la vejiga**: Estas se forman secundarias a la obstrucción prostática, porque la orina estancada se sedimenta, se conglomeran los minerales y finalmente forman una piedra.

e) **Sangrado urinario importante**: Se debe a la ruptura de los pequeños vasos sanguíneos que produce el crecimiento de la próstata a nivel del cuello vesical y de su mismo tejido.

f) **Retención aguda de orina:** Sucede cuando el paciente ya no es capaz de orinar a pesar del esfuerzo que la vejiga realiza y es necesario llevarlo a una sala de urgencias para resolver el problema.

g) **Deterioro de la función renal:** Sucede cuando el crecimiento de la próstata tapa el drenaje de los riñones y conduce progresivamente a insuficiencia renal.

h) **Incontinencia por sobreflujo:** El paciente refiere urgencia para orinar de manera inminente y no puede controlar voluntariamente la salida de orina. Esto se debe a que la vejiga está totalmente llena y la presión que ejerce la orina en la vejiga es tanta que al paciente se le escapa una cantidad de orina por rebosamiento.

Existen dos modalidades para el tratamiento quirúrgico de la HPO:

- Cirugía abierta.
- Cirugía endoscópica.

La diferencia entre ellas, radica solamente en el abordaje, ya que el objetivo de las dos es desobstruir la vía urinaria y el resultado es el mismo.

En la primera es necesario realizar una incisión abdominal y en la segunda el procedimiento se realiza a través de la uretra sin necesidad de abrir el abdomen. La recomendación y la elección de cada una, depende de la correcta evaluación de las condiciones del paciente, observando cuidadosamente el tamaño de la próstata, el valor del antígeno prostático específico, el grado de descompensación de la pared de la vejiga y la función renal. Después de integrar todos estos datos, el urólogo sugerirá la modalidad quirúrgica que más convenga y favorezca al paciente para la resolución de su problema obstructivo.

Es necesario aclarar que en este capítulo, estamos explicando exclusivamente el tratamiento quirúrgico de pacientes con próstata grande y obstructiva pero sin cáncer.

Recordemos la comparación entre la próstata y una mandarina: el objetivo de la cirugía, ya sea abierta o cerrada, es quitar los gajos de la mandarina para desbloquear la vía urinaria baja.

La cirugía abierta se realiza en aquellos pacientes con próstata muy grande y consiste en realizar una incisión abdominal por debajo del ombligo y a través de la vejiga extirpar el tejido que ha crecido considerablemente dejando solamente la cápsula prostática o la «cáscara de la mandarina». En este tipo de abordaje, el paciente permanece en el hospital 2 o 3 días, y es necesario dejar una sonda que va colocada en la vejiga a través de la uretra con el objeto de mantener la vejiga en reposo, es decir: impedir que ésta se llene. Esto favorece la cicatrización vesical, permite un drenaje adecuado de la orina y evita complicaciones. La sonda generalmente se retira algunos días después a la cirugía y el paciente vuelve a sus actividades habituales rápidamente.

Con los avances que la ingeniería biomédica ha proporcionado al campo de la medicina, y en particular al terreno de la urología, en la actualidad contamos con excelentes equipos cuyo objetivo es proporcionar al paciente la resolución de su problema obstructivo urinario sin la necesidad de cirugía abierta.

La cirugía cerrada o endoscópica (o endourológica)

Seguramente el lector ha escuchado acerca de los estudios endoscópicos del aparato digestivo donde se puede observar el esófago, el estómago y el intestino con la simple introducción de una lente que va dentro de un tubo flexible y delgado a través de la boca. Pues la cirugía endourológica tiene el mismo principio. Se introduce un equipo endoscópico urinario a través de la uretra y se avanza hasta llegar al sitio de obstrucción prostática o a los gajos de la mandarina.

Una vez localizados en ese lugar, se elimina el tejido prostático obstructivo ya sea cortándolo o evaporándolo. Esto se puede realizar con corriente eléctrica o con rayo láser, hasta dejar solamente la cápsula prostática o la cáscara de la mandarina.

Es muy importante aclarar que la cirugía de próstata en manos expertas, no deja ninguna secuela ni en la continencia ni en la función sexual. La próstata sólo tiene función sobre la fertilidad y no sobre las erecciones, la sensibilidad genital, ni sobre el placer sexual. No crea mitos ni mentiras, infórmese correctamente con el especialista indicado, es un derecho que le corresponde a cada paciente... ejérzalo.

Esta modalidad ha mostrado resultados excelentes, además de disminuir el tiempo de hospitalización postoperatoria, evita una herida quirúrgica abdominal, no produce ningún tipo de dolor, no es necesario dejar sondas urinarias por tiempo prolongado y permite al paciente reintegrarse rápidamente a sus actividades cotidianas.

Como cualquier procedimiento quirúrgico, es absolutamente necesario que lo realice un especialista en la materia, en este caso un urólogo certificado, ya que en manos inexpertas puede tener consecuencias graves.

En general se trata de un procedimiento seguro y con excelentes resultados. Recomendamos que el paciente se dé la oportunidad de consultar a un urólogo para que éste aclare y explique todas las dudas referentes al tratamiento, y no se deje llevar por imprecisiones y leyendas que lo único que logran a final de cuentas es perder el tiempo, retrasar la curación y disminuir la calidad de vida del paciente.

CÁNCER
DE PRÓSTATA

Cáncer de próstata

El cáncer de próstata es el cáncer más común en la población masculina a nivel mundial.

Estadísticamente ha sobrepasado al cáncer de colon y de pulmón, ubicándose en el 32% de todos los cánceres. A pesar de la elevada incidencia del cáncer de próstata, muchos casos no son diagnosticados oportunamente debido a que este tipo de cáncer no da síntomas en sus etapas iniciales, incluso en aquellos pacientes que sí son diagnosticados oportunamente. Su comportamiento caprichoso y heterogéneo ha generado confusión y controversia respecto a su abordaje adecuado y al manejo del mismo, dependiendo de su etapa y estadificación clínica.

El cáncer de próstata se presenta habitualmente en pacientes mayores de 40 años y su incidencia aumenta progresivamente conforme los pacientes van ganando edad.

Existen muchas variables a considerar en el cáncer de próstata, tales son el grado del cáncer, la estadificación clínica, la edad del paciente, la concomitancia con otras enfermedades como diabetes o hipertensión arterial, entre otras, así como la presencia de otro cáncer al mismo tiempo en diferente órgano.

Entre las estadísticas recientemente publicadas, se encuentra un estudio donde se evalúa el comportamiento médico y sobrevida de 828 pacientes con cáncer de próstata, observando que aquellos que tenían cáncer de próstata bien diferenciado presentaron 87% de sobrevida a 10 años. Los pacientes que tenían cáncer moderadamente diferenciado 58% de sobrevida a 10 años y aquellos con cáncer poco diferenciado solo 26% de sobrevida a 10 años. Estos datos sugieren la necesidad de realizar programas de detección y diagnóstico oportuno para hallar el cáncer en sus primeras etapas y en su mejor momento respecto al grado de diferenciación para ofrecer al paciente la mejor opción de tratamiento y la mejor taza de sobrevida posible.

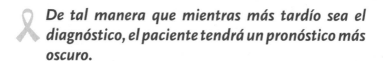 **De tal manera que mientras más tardío sea el diagnóstico, el paciente tendrá un pronóstico más oscuro.**

Se diagnostican entre 200 mil y 300 mil casos de cáncer de próstata por año en los Estados Unidos y de éstos mueren alrededor de 40 mil pacientes anualmente. Diversos estudios han demostrado que la incidencia de presentación del cáncer de próstata aumenta 30% en los varones de 50 años de edad y 75% en pacientes de 75 años de edad o mayores. El volumen del cáncer también tiene trascendencia en cuanto al pronóstico y a la sobrevida, ya que los tumores mayores de 0,5 cm están asociados generalmente con grado histológico alto, extensión extracapsular y metástasis; es decir con mal pronóstico.

¿QUÉ PROVOCA O FAVORECE LA APARICIÓN DEL CÁNCER DE PRÓSTATA? 14

MUCHOS PACIENTES CUESTIONAN acerca de qué factores pueden provocar o favorecer la aparición del cáncer de próstata y gracias a la observación epidemiológica, se han identificado 4 factores que están asociados a la etiología de ésta enfermedad:

- Predisposición genética
- Estímulos e influencia hormonal
- Factores ambientales
- Agentes infecciosos

i) **Predisposición genética:** Muchos estudios han reportado alta incidencia de cáncer de próstata entre familiares o parientes que la padecen o que lo padecieron, ya que han sido identificados factores hereditarios y familiares que están asociados a la presentación temprana de la enfermedad, constituyendo hasta 43% del cáncer de próstata que se presenta en pacientes menores de 55 años de edad.

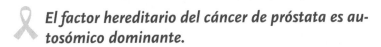 *El factor hereditario del cáncer de próstata es autosómico dominante.*

j) **Estímulos e influencia hormonal**: El papel que juegan las hormonas masculinas en el cáncer de próstata es fundamental, ya que diferentes estudios han demostrado que aquellos pacientes con deprivación del estímulo hormonal desde antes de la pubertad, no presentan cáncer de próstata. Relatos históricos han ilustrado éste hecho, tal es el caso de los eunucos, quienes eran castrados para el cuidado de los harenes reales, o los niños que eran también castrados desde muy temprana edad para la educación de la voz y convertirlos en contratenores.

Lo anterior quiere decir que la gran mayoría de los cánceres de próstata son hormonosensibles y crecen rápidamente gracias al estímulo de las hormonas masculinas (testosterona y sus derivados) que producen los testículos.

Algunas investigaciones han observado que niveles altos de otra hormona, el factor de crecimiento insulínico tipo I (*insulin-like growth factor-I* o IGF-I), están relacionados con el desarrollo del cáncer de próstata. El IGF-I es una hormona similar a la insulina, pero su función normal es el control del crecimiento celular y no del metabolismo.

k) **Los factores dietéticos y ambientales**: Estos han mostrado asociación al cáncer de próstata en forma parcial y meramente observacional; ya que no se ha podido corroborar hasta el momento que algún tipo de alimento o medio ambiente favorezca concluyentemente a la presentación del cáncer de próstata. Tal es el caso de la dieta elevada en grasas que se asocia a este tipo de cáncer, sin poder afirmar que este tipo de alimentación produzca cáncer prostático. Por el contrario algunas sustancias que contiene el vino tinto, se han relacionado a cierto efecto protector contra el cáncer de próstata, sin poder categorizar de ninguna manera que el paciente que toma vino tinto no padecerá la enfermedad.

> Dentro de los factores ambientales también podemos citar la edad, ya que la probabilidad de tener cáncer de próstata aumenta rápidamente después de los 50 años. Más del 70% de los casos son diagnosticados en hombres mayores a 50 años.

El cáncer de próstata ocurre alrededor del 70% en hombres afroamericanos que en hombres blancos americanos. Los hombres de ascendencia asiática o los habitantes de las islas del Pacífico tienen las tasas más bajas de incidencia y mortalidad.

La nutrición parece tener un papel importante en su desarrollo. La distribución geográfica de este cáncer muestra valores muy elevados en los países industrializados o desarrollados. Se están realizando estudios para comprobar si determinadas sustancias reducen el riesgo de cáncer de próstata.

 Por el momento, se recomienda comer menos carne, grasas y productos lácteos, y comer más de cinco veces al día frutas y verduras.

El ejercicio físico regular y el mantener un peso saludable pueden ayudar a reducir el riesgo. La obesidad definida como un índice de masa corporal superior a 29 kg/m^2 se asocia al riesgo de padecer cáncer de próstata más que en los hombres que tienen peso dentro del promedio; además, en el caso de los obesos, el tumor se diagnostica en estadio más avanzado y es más agresivo.

Los trabajadores de las industrias del caucho y del cadmio en soldaduras y baterías parecen tener más probabilidades de desarrollar cáncer de próstata. El cadmio es un metal pesado que interrumpe el proceso natural de reparación del ADN celular y puede permitir la multiplicación sin control de las células malignas de los tumores.

El tabaco, según estudios recientes, es también un factor de riesgo para el cáncer de próstata. Fumar cigarrillos aumenta la producción de hormonas masculinas. Éstas estimulan el crecimiento celular y, por lo tanto, el crecimiento de los tumores prostáticos. Por otro lado, el cadmio contenido en los cigarrillos también es otro factor de riesgo.

l) **Los agentes infecciosos:** como bacterias o virus han sido sugeridos como causantes del cáncer de próstata, sin embargo, estudios epidemiológicos e inmunológicos no han podido probarlo, proporcionando resultados conflictivos y no concluyentes.

Se ha considerado que los agentes infecciosos transmitidos por vía sexual podrían provocar cáncer prostático. Sin embargo, los estudios epidemiológicos, virológicos e inmuno-lógicos han aportado resultados contradictorios. Éstos no han evidenciado pruebas concretas para una causa infec-ciosa de cáncer prostático, como la gonococias, el virus del papiloma humano (VPH) y otro tipo de uretritis, prostati-tis y enfermedades de transmisión sexual.

La asociación de factores genéticos y hormonales han demostrado ser los agentes más importantes en la promo-ción del cáncer de próstata y existen diferentes estudios que tratarán de comprobar la influencia de variables dietéticas y ambientales en el origen de este tipo de cáncer.

¿CUÁL ES EL CÁNCER MÁS COMÚN DE LA PRÓSTATA? **15**

RECORDANDO LA ESTRUCTURA CELULAR de como está conformada la próstata, es importante mencionar que el cáncer más común de la misma es el adenocarcinoma; que se refiere al cáncer que se origina en los acinos prostáticos. Lo que quiere decir que es un cáncer del componente glandular del órgano, por lo tanto el término médico del cáncer que se origina en las células glandulares se denomina adenocarcinoma.

Además del adenocarcinoma de próstata, existen otros tipos de cánceres que se originan en otras células que forman la próstata como el tejido muscular o el mismo tejido conectivo, tal es el caso del carcinoma epidermoide o los sarcomas, que aunque son muy raros son dignos de mencionarse ya que su pronóstico y comportamiento debe abordarse de forma particular. Es raro encontrar sarcomas, de células pequeñas, epidermoides o escamosos. La próstata también puede ser sitio de metástasis, de cáncer de vejiga, colon, pulmón, melanoma, linfoma u otras neoplasias.

La próstata también puede ser sitio de metástasis, de cáncer de vejiga, colon, pulmón, melanoma, linfoma u otras neoplasias.

Esto es importante ya que convencionalmente, la transformación maligna de las células se produce precisamente en dichas células acinares atróficas o sin funcionamiento.

Una variedad de cambios atípicos e hiperplásicos acompañan la degeneración celular maligna mencionada; por lo que si no se tiene conocimiento de esto, se incurrirá en el grave error de tomar antibióticos y desinflamatorios para tratar de disminuir el valor del antígeno prostático específico, pensando erróneamente que el conseguir bajar discretamente su valor representa curación de la enfermedad prostática, sin caer en la cuenta de que éste tipo de tratamiento solo actúa sobre el componente infeccioso o inflamatorio y no sobre el cáncer, engañando al paciente y dejando una bomba de tiempo dentro del organismo. Por tal motivo, se hace hincapié en que en la mayoría de los casos de cáncer de próstata, es acompañado de cambios celulares secundarios y procesos inflamatorios crónicos que además del mismo cáncer pueden contribuir al aumento del valor del antígeno prostático específico.

Entre el 70% y el 75% del cáncer de próstata se origina en la zona periférica de la misma, entre el 15 y el 20% de la zona central y solo entre el 10 y el 15% de la zona transicional.

Muchos cánceres prostáticos son multicéntricos y su grado de agresividad, del cual depende el pronóstico de la enfermedad, está basados en el grado de diferenciación celular, atipias celulares y anormalidades nucleares. Lo anterior se puede explicar porque la próstata está formada por muchos tipos de células diferentes, más del 99% de los cánceres de próstata se desarrollan sobre células glandulares, estas células glandulares producen el líquido seminal que secreta la próstata para licuarlo.

Las células bien diferenciadas son aquellas que fácilmente pueden identificarse al microscopio como originales del órgano en estudio, en éste caso de la próstata.

Las células mal diferenciadas son aquellas que a pesar de originarse de la próstata, aparentan ser diferentes o de otro órgano ya que no pueden identificarse o distinguirse fácilmente debido a la degeneración que han sufrido por el cáncer.

¿CÓMO SE PUEDE PRONOSTICAR EL GRADO DE AGRESIVIDAD DEL CÁNCER DE PRÓSTATA? 16

CON OBJETO DE PODER CALIFICAR el grado de diferenciación celular del cáncer de próstata y determinar el pronóstico de la enfermedad, se creó un sistema histológico que se emplea para medir el grado de agresividad de un cáncer de próstata, basándose en la observación al microscopio de las características que presentan las células de la muestra obtenida en una biopsia, o en toda la pieza quirúrgica. Este sistema se conoce con el nombre de escala de Gleason.

El procedimiento consiste en seleccionar microscópicamente dos zonas celulares y asignar a cada una de ellas un número del 1 al 5. El 1 corresponde a un tumor bien diferenciado y por lo tanto poco agresivo y el 5 a un tumor escasamente diferenciado y muy agresivo. Los valores comprendidos entre el 2 y el 4 se asignan a grados de diferenciación intermedia.

Posteriormente se suman los cifras obtenidas en las dos zonas y se obtiene un número comprendido entre el 2 y el 10. Por lo tanto los valores de la escala de Gleason se interpretan de la siguiente manera:

a) **Puntaje entre 2 a 4**: Cáncer de próstata poco agresivo y por lo tanto de mejor pronóstico.

b) **Puntaje entre 5 a 7**: Cáncer de próstata con agresividad intermedia.

c) **Puntaje entre 8 a 10**: Cáncer de próstata de alta agresividad, y muy mal pronóstico.

¿CUÁLES SON LOS SISTEMAS DE ESTADIFICACIÓN DEL CÁNCER DE PRÓSTATA? 17

Estadificación del cáncer de próstata

Cuando el diagnóstico de cáncer de próstata ha sido formalmente establecido, el urólogo especialista debe recurrir a un sistema estandarizado para determinar la extensión del cáncer y establecer un pronóstico.

Existen varios sistemas de estadificación para el cáncer de próstata para saber la etapa en la que está, pero el más usado en la mayoría de los países es el sistema TNM. También es conocido como el *Staging System of the American Joint Committee on Cancer* (AJCC) y Sistema de la International Union Against Cancer.

El sistema TNM describe lo extendido que esta el tumor primario (estadio T), si afecta o no a los ganglios linfáticos próximos al tumor (estadio N), y si existen o no metástasis a distancia (estadio M).

Estadio T

T1: El tumor no es evidente clínicamente, no es palpable ni visible mediante estudios radiológicos.

T1a: El cáncer ha sido descubierto de manera fortuita durante una resección transuretral por una hiperplasia prostática obstructiva. El cáncer está presente en menos del 5% del tejido extirpado.

T1b: El tumor ha sido descubierto después de una resección transuretral y está presente en más del 5% del tejido extirpado.

T1c: El cáncer se ha diagnosticado a través de una biopsia de próstata indicada por elevación mayor de 4.0 ng/ml del antígeno prostático específico.

T2: El tumor ha sido diagnosticado, pero se encuentra confinado a la próstata.

T2a: El cáncer se detecta en la mitad o menos de un solo lóbulo, derecho o izquierdo de la próstata.

T2b: El cáncer se detecta en más de la mitad de un solo lado, derecho o izquierdo de la próstata.

T2c: El cáncer se encuentra en ambos lóbulos de la próstata.

T3: El cáncer ha rebasado el límite de la cápsula prostática y puede o no afectar a las vesículas seminales por contigüidad.

T3a: El cáncer se extiende fuera de la próstata, pero no afecta a las vesículas seminales.

T3b: El cáncer afecta a las vesículas seminales.

T4: Tumor fijo que invade estructuras adyacentes diferentes a las vesículas seminales, por ejemplo, cuello vesical, esfínter urinario externo, músculos elevadores del ano y pared pélvica.

Estadio N

N0: El cáncer no se ha extendido a los ganglios linfáticos.

N1: El cáncer se ha extendido a uno o más ganglios linfáticos de la pelvis.

Estadio M

M0: El cáncer no presenta extensión ó metástasis a distancia.

M1: El cáncer presenta extensión a distancia más allá de la pelvis, como a otros grupos de ganglios linfáticos y a otros órganos como hueso, pulmón, hígado o cerebro.

> La progresión de la historia natural del cáncer de próstata depende de diversos factores que involucran a la genética, al medio ambiente, factores hormonales y condiciones higiénico – dietéticas. En general el cáncer de próstata comienza con un volumen pequeño y crece progresivamente hasta alcanzar volúmenes considerables.

Un factor de peso en el crecimiento local del cáncer de próstata, es la localización inicial del mismo dentro de la misma glándula prostática.

El cáncer que involucra el ápex y la base prostática tiene mayor probabilidad de extensión extracapsular debido a la debilidad y espesor de la cápsula en éstos sitios. Esta debilidad capsular se encuentra en los puntos donde la próstata se relaciona íntimamente con los órganos aledaños, y en aquellos sitios donde los vasos y nervios penetran al tejido glandular de la misma. Estas áreas de debilidad capsular incluyen a la unión prostatouretral, el cuello vesical y el utrículo prostático que es el sitio donde los conductos deferentes entran a la próstata. La diseminación a las vesículas seminales, representa un pronóstico ominoso ya que el 50% de los pacientes pueden desarrollar metástasis a distancia en 5 años.

La invasión hacia el recto es rara, debido a que la fascia de Denonvillier, que es una capa de tejido que separa al recto de la próstata, funciona como barrera mecánica.

Se presume que la diseminación del cáncer hacia el esqueleto, se debe al plexo de astón, que está conformado por un conjunto de venas localizadas por delante del hueso sacro, las cuales se comunican con el complejo venoso preprostático y periprostático.

¿Cuáles son los
SÍNTOMAS Y SIGNOS
MÁS COMUNES?

18

En la actualidad un gran número de pacientes con cáncer de próstata son diagnosticados gracias a la elevación del antígeno prostático específico, por la presencia de síntomas obstructivos urinarios vagos o en el reporte final histopatológico (estudio de las células el tejido enfermo bajo microscopio) posterior a una extirpación del tejido que obstruye el cuello de la vejiga, realizada en el paciente, con antígeno prostático aparentemente dentro de parámetros normales, ya que aproximadamente el 5% del cáncer de próstata se presenta en pacientes con valores normales del antígeno prostático específico.

El cáncer de próstata localizado o en etapas muy tempranas, no causa síntomas relevantes, motivo por el cual es imprescindible llevar a cabo revisiones y estudios de escrutinio periódicos para diagnosticarlo a tiempo, ya que si se descubre oportunamente el rango de curación total es muy alto, no así si se deja avanzar.

Cuando la enfermedad tumoral se extiende o está avanzada, pueden presentarse síntomas y signos de obstrucción urinaria, tales como disminución de la fuerza y calibre del chorro urinario, aumento en la frecuencia de visitas al baño para orinar, pujo, presencia de sangre en la orina, incontinencia urinaria o retención aguda de orina. Los pacientes que presentan enfermedad extendida a otros órganos o metástasis, pueden presentar dolor en los huesos, datos neurológicos como disminución de la fuerza y movilidad de las piernas, dificultad para caminar etc. Todo esto debido a la compresión que ejerce el tumor sobre la médula espinal, secundario a las lesiones que produce el mismo sobre las vértebras, principalmente las lumbares.

Algunos otros pueden presentar metástasis pulmonares, lo cual produce síntomas respiratorios como tos crónica; ya que la extensión del cáncer de próstata hacia el pulmón condiciona la destrucción del tejido pulmonar restando un porcentaje considerable de sus células para llevar a cabo las funciones ventilatorias, y de intercambio de gases dentro del mismo.

En una de las series más importantes publicadas por el American College of Surgeons en 1990, se estudiaron 23,183 pacientes con cáncer de próstata y se clasificaron en 4 grupos de acuerdo a lo avanzado de su enfermedad, correspondiendo al grupo A aquellos estadificados de acuerdo a la clasificación TNM en un estadio T1, al grupo B en un estadio T2, al grupo C en un estadio T3-T4 y al grupo D en un estadio con presencia de ganglios linfáticos positivos o con metástasis en otros órganos. Los resultados fueron los siguientes:

Grupo A 29,3 %   Grupo B 37,7 %
Grupo C 12,5 %   Grupo D 20,6 %

Lo anterior traduce la necesidad imperiosa de un diagnóstico temprano para evitar progresión de la enfermedad y mejorar el pronóstico de curación y de sobrevida.

Antígeno prostático específico (APE)

> Uno de los avances más importantes en el diagnóstico, tratamiento y seguimiento del cáncer de próstata de los últimos años, es el descubrimiento del antígeno prostático específico como marcador tumoral.

El antígeno prostático específico, como su nombre lo dice, es una glucoproteína (conjunto de proteínas) que produce la próstata y se secreta en el citoplasma de sus células. Su función normal consiste en ayudar a la liquefacción del semen para que éste sea líquido, de manera que los espermatozoides tengan un medio acuoso para poder transportarse y poder alcanzar al óvulo para la fecundación y reproducción. Sus valores normales oscilan entre cero a 4 ng/ml. Los pacientes que presentan valores de antígeno prostático mayores a 4 ng/ml pueden tener cáncer de próstata, y es recomendable acudir de inmediato a una consulta urológica.

En general los pacientes con cáncer de próstata, observan elevación del antígeno prostático a razón de 0.75 ng/ml por año, sin ser este un dato concluyente absoluto; sin embargo, si el lector se encuentra en este caso, debe acudir a consulta con un experto certificado a la brevedad.

Cuando ya se ha documentado el cáncer de próstata, el antígeno prostático específico, también es una herramienta clínica que combinado con los resultados de la escala de Gleason que arrojaron las biopsias de próstata, representa un parámetro de estadificación de la enfermedad en forma preoperatoria; es decir, ayuda a estimar que tan avanzado está el cáncer en cada paciente y establece criterios pronósticos de curación y sobrevida.

El antígeno prostático específico en conjunto con otros datos, proporciona información valiosa para el abordaje diagnóstico, tal es el caso del concepto conocido como densidad del antígeno prostático específico. Este es el resultado de dividir el valor del antígeno prostático específico total entre el volumen prostático expresado en gramos (densidad APE = APE / volumen prostático). Este dato es una herramienta que fue propuesta por el Dr. Benson y se utiliza para determinar qué paciente es candidato a realizarle biopsias transrectales de próstata; es decir, un mapeo prostático.

Gracias al valor del antígeno prostático específico y a la puntuación de la escala de Gleason, se puede determinar el riesgo de la enfermedad y por lo tanto el pronóstico de la misma.

Por ejemplo, aquellos pacientes que tienen biopsias de próstata previas negativas para cáncer, pero que el antígeno continúa elevando su valor. La densidad del APE por arriba de 0.1 se asocia hasta 15% de incidencia de cáncer prostático, mientras que una densidad por arriba de 0.15 se asocia hasta un 60% de cáncer de próstata.

De igual manera el concepto de velocidad del antígeno prostático específico (APE), se refiere a que tan rápidamente se eleva éste en relación a un periodo de tiempo determinado.

Factores pronósticos

RIESGO	ANTÍGENO PROSTÁTICO		ESTADIFICACIÓN
Bajo	< 10 ng / ml	< ó = 6	T1c ó T2a
Intermedio	Entre 10 y 20 ng / ml	= 7	T2b
Alto	> 20 ng / ml	< ó = 8	T2c ó T3

La tabla anterior refleja que aquellos pacientes con diagnóstico y tratamiento oportuno, tienen una mejor sobrevida que aquellos con diagnóstico y manejo tardío; es decir, un paciente con antígeno prostático específico menor a 10 y con un puntaje de Gleason menor a 6, tiene mucho mayor posibilidad de curación que aquel con un valor de antígeno y Gleason mayor.

 Mientras más temprano se detecta el cáncer y más rápido se trata, al paciente le va mejor.

El tacto rectal puede proporcionar información acerca del volumen tumoral y su localización dentro de la próstata; sin embargo, la estadificación tumoral a través de este método, es inexacta ya que depende de la experiencia del médico que examina y está sujeta a errores graves de interpretación.

En el tacto rectal no se pueden palpar tumores prostáticos en un estadio temprano como el T1, pasando desapercibidos y en consecuencia dejando al paciente con un cáncer en desarrollo sin tratamiento. Algunas enfermedades prostáticas pueden confundir al examinador durante un tacto rectal, dando resultados falsos, tales como hiperplasia prostática, granulomas, calcificaciones, prostatitis etc. Por tal razón el tacto rectal solo, no proporciona datos confiables en el abordaje diagnóstico del cáncer de próstata. Por lo anterior se debe robustecer el protocolo de estudio en los pacientes con sospecha de cáncer de próstata, con los estudios de laboratorio y gabinete que se comentarán a detalle más adelante.

Estudios radiológicos

Una vez que se sospecha de la presencia de un cáncer prostático se debe llegar al diagnóstico de precisión rápidamente, y éste se confirma únicamente realizando biopsias transrectales de la glándula con ayuda de un equipo de ultrasonido de alta definición, que permite tomar entre 14 y 16 biopsias con objeto de realizar un mapeo completo.

La necesidad de tomar ese número de biopsias se debe a que mientras más tejido se obtenga, menos posibilidades se tiene de error; es decir, si solamente tomáramos 2 o 4 biopsias con una aguja, podríamos pasar cerca de las células cancerosas y no tocarlas, situación que llevaría a no diagnosticar el cáncer y dejar al paciente con una bomba de tiempo adentro.

Con la ayuda de los métodos de imagen avanzados como el ultrasonido de alta definición, y realizado por las manos de un experto, se puede lograr un mapeo completo de la próstata que significa cuadricular la glándula para poder tomar un fragmento de tejido de cada zona y así obtener una representación de todo el componente prostático, lo cual nos acerca a la exactitud diagnóstica con mayor sensibilidad y especificidad.

El ultrasonido de alta definición

Cuando es realizado por manos expertas, puede orientar al diagnóstico de cáncer prostático hasta en el 60% de las ocasiones, debido a las lesiones características hipoecoicas que produce ésta enfermedad.

El término hipoecoico significa que existen zonas que permiten el paso de las ondas ultrasónicas con mayor facilidad que otras dentro de la misma próstata, proporcionando de esta manera, una imagen más oscura que en el resto del tejido.

Esto se debe a que la naturaleza celular altamente compacta del tejido maligno, produce una interfase mínima entre las células y por lo tanto genera ecos internos muy pequeños; sin embargo, hasta un 40% del cáncer prostático, puede ser isoecoico o hiperecoico. Lo anterior recalca que el ultrasonido a pesar de ser de gran ayuda en el diagnóstico, no es concluyente como método aislado.

El ultrasonido enriquece su valor cuando se complementa con la toma de biopsias transrectales, ya que es posible identificar lesiones sospechosas, y tomar un fragmento de tejido en forma intencional de dichas zonas, además de realizar el mapeo prostático completo.

Rayos x

El papel que juegan los estudios de rayos x en el cáncer de próstata, es simplemente para determinar si hay evidencia objetiva de que la enfermedad se ha extendido fuera de la cápsula prostática. Estos estudios solo se le practican a aquellos pacientes que ya fueron diagnosticados formalmente de cáncer de próstata por medio de las biopsias.

El cáncer de próstata se disemina principalmente por 2 vías, la linfática y la sanguínea. Cuando éste rebasa los límites capsulares su primer relevo son los ganglios linfáticos de la pelvis y posteriormente por vía hematógena puede migrar hacia los huesos, principalmente columna vertebral, pelvis, caderas, rodillas, costillas y craneo.

No existe un método de diagnóstico por imagen 100% seguro que afirme tajantemente si los ganglios están o no tomados por la enfermedad cancerosa. Esto solo se puede determinar con precisión mediante la exploración quirúrgica, extrayendo las cadenas ganglionares pélvicas y enviándolas a estudio microscópico con tinciones especiales. En los pacientes que presentan APE menor a 10 ng/ml y un puntaje de Gleason menor de 6 en las biopsias, tienen menos del 1% de riesgo de presentar ganglios linfáticos infiltrados por el cáncer prostático.

Centellografía ósea o gamagrama

Este estudio sirve cuando el cáncer se ha diseminado a los huesos, ayuda a detectarlo con mayor precisión.

Este estudio tiene la ventaja de detectar dicha diseminación mucho tiempo antes que los estudios de rayos x convencionales. Cuando el cáncer de próstata ha alcanzado el hueso, genera un daño primario y otro secundario.

El daño primario consiste en una destrucción parcial del hueso y esto, en consecuencia, produce un mecanismo de defensa para intentar reparar el hueso destruido, generando hueso nuevo en el área dañada; esto es el mecanismo de daño secundario. De tal manera que las metástasis al hueso que provienen de un cáncer primario prostático, generan más hueso donde no lo deben producir. Por lo anterior las lesiones primarias se denominan líticas (destructivas) y las secundaria blásticas (reconstructivas).

Tomografía axial computarizada (TAC) y Gamagrama óseo.

La TAC, se ha utilizado como un método de estadificación cuando existe sospecha de extensión tumoral hacia los ganglios linfáticos. En la actualidad la TAC no se considera un método de estudio por imagen en todos los casos de pacientes con cáncer de próstata, solo se indica en aquellos casos que presentan más de 20 ng/ml de APE y biopsias prostáticas que reportan un puntaje de Gleason mayor a 7.

La sensibilidad de la TAC para detectar ganglios linfáticos positivos o infiltrados por cáncer, oscila entre 50 y 75% y la especificidad entre 85 y 95%.

El termino «sensibilidad» en medicina significa la exactitud de un estudio para detectar a aquellos pacientes que realmente están enfermos y la «especificidad» se refiere a la exactitud para descartar a aquellos pacientes que no están enfermos. Por lo tanto la TAC solo detecta con precisión entre el 50 y 75% de los pacientes que realmente tienen ganglios linfáticos infiltrados por el cáncer primario de la próstata, pero alcanza 95% de exactitud para descartar a aquellos pacientes que no tienen ganglios linfáticos tomados por el cáncer primario.

Para realizar el gamagrama óseo se administra, a través de la vena, un material radioactivo especializado conocido como tecnecio 99 metaestable, y posteriormente se realiza un rastreo óseo con un equipo llamado centellógrafo, que documenta las lesiones en las cuales se concentró dicho medicamento y que traducen el proceso de reparación ósea en dichas zonas. Por lo tanto el gamagrama óseo no es específico en la detección de cáncer óseo, solo refleja el proceso de reparación de los huesos, que en consecuencia puede sugerir la presencia de cáncer en los ellos procedente de un primario prostático.

Este estudio tiene una especificidad del 98%. Es decir, solo reporta resultados falsos positivos en el 2% de los casos.

Algunas lesiones en los huesos como enfermedad artrítica degenerativa, cicatrices de fracturas antiguas o cirugías ortopédicas previas, pueden sugerir resultados positivos para metástasis óseas sin realmente serlo. De ahí se desprende que estos estudios deben ser interpretados por médicos especializados en medicina nuclear y en urología.

Actualmente el gamagrama óseo se indica solamente en aquellos pacientes que presentan APE de 10 ng/ml o mayor y/o con puntaje de Gleason de 8 o mayor, ya que en algunos casos el cáncer puede ser tan indiferenciado que no eleve el antígeno prostático.

Resonancia magnética (RNM)

La RNM, no se usa habitualmente en el estudio para estadificar el cáncer de próstata debido a que es un estudio radiológico muy costoso, a excepción de algunos casos complejos donde se requiere de cortes seccionales específicos para estadificación de ganglios linfáticos, y en aquellos donde se necesita obtener información anatómica más precisa de la próstata.

En una investigación multi institucional comparativa entre el ultrasonido y la RNM, se encontró que la precisión del ultrasonido para diagnóstico fue de 65% contra 75% de la RNM, de tal manera que prácticamente proporcionan los mismos resultados estadísticos y el ultrasonido representa un costo mucho menor para el paciente y las instituciones.

¿CUÁLES SON LOS TRATAMIENTOS DEL CÁNCER DE PRÓSTATA? 20

PARA LA GRAN MAYORÍA de los pacientes, la palabra cáncer es sinónimo de muerte y no existe otra palabra dentro de la medicina que infunda más miedo e incertidumbre al ser humano. Esto se debe a que durante toda nuestra vida hemos escuchado que aquel quien padece de cáncer en cualquier sitio del organismo, acaba muriendo de manera terrible. Pues bien, esto en la actualidad ha cambiado tajantemente.

Remontándonos a los orígenes de la cultura y mentalidad latinoamericana con respecto a la medicina, debemos considerar que a lo largo del tiempo, ésta ha sido influenciada por ideas mágicas. Se abrigan muchos mitos que hasta la fecha continúan difundiéndose de boca en boca y de generación en generación. De ahí que todavía tengamos arraigo por el pensamiento fantástico y que luchemos día con día para cambiarlo en favor de la ciencia reproducible y comprobable.

De todas esas ideas y comentarios que se platican entre amigos, en las oficinas, en los centros deportivos, en las escuelas y en cualquier círculo social, podemos escribir libros enteros y al final de cuentas la gran mayoría de esos comentarios son imprecisiones subjetivas que algunas personas aventuradamente se atreven a decir sin ser médicos ni mucho menos especialistas.

Dan consejos sobre la salud y sobre las enfermedades, y le dicen a los demás qué es lo que deben hacer respecto a alguna enfermedad. Tergiversan la idea hasta convertirla en pensamientos aberrantes que solo consiguen atemorizar y confundir a las personas. Dicen que es doloroso, que van a presentar secuelas graves, que no se van a curar, que a un conocido le fue muy mal… Alejan a las personas de la verdadera ciencia curativa que es la medicina seria, responsable y profesional. Empujan al paciente a perder tiempo valiosísimo en la detección oportuna de una enfermedad tan grave como el cáncer, con remedios supuestamente milagrosos, en lugar de consultar la opinión de un experto, sin darse cuenta de que están desperdiciando la oportunidad de curarse, con el paso del tiempo se dan cuenta de que nada ha cambiado o ha ido empeorando, entonces deciden acudir al médico, pero desafortunadamente puede ser ya muy tarde.

> Cuando un paciente acude a consulta y después de haberlo estudiado se llega al diagnóstico de cáncer de próstata, paradójicamente, yo les aclaro que le voy a dar dos buenas noticias y esas noticias son: «usted tiene cáncer de próstata» y «usted se va a curar».

A pesar de que el lector pensaría que su doctor está loco por considerar buena la noticia de padecer cáncer, se debe entender y enfocar como una gran oportunidad de haber realizado un diagnóstico oportuno y temprano, ya que esto supone la solución de la enfermedad que enfrentamos.

Digo enfrentamos, porque desde ese momento luchamos juntos contra ella, el especialista y el paciente.

Quiero dejar claro que en nuestro país, existen excelentes especialistas expertos en diagnosticar y curar el cáncer de próstata, por lo que recomiendo tenazmente que ante cualquier síntoma o molestia que pudiera sugerir un problema prostático, acuda con alguno de ellos, quien seguramente lo orientará de manera correcta y profesional. La manera de tratar el cáncer de próstata depende de la etapa en la que se encuentre, es decir, qué tan avanzado está en el momento del diagnóstico.

> El punto más importante y crucial en el tratamiento del cáncer de próstata, es detectarlo a tiempo y de preferencia en una etapa incipiente, ya que en estas condiciones el paciente tiene una probabilidad muy alta de quedar completamente curado de la enfermedad.

Justamente aquí es donde se aplica la clasificación TNM que fue explicada con anterioridad, para ubicar el estadio de la enfermedad y tomar la mejor modalidad de tratamiento.

En el caso del cáncer de próstata localmente avanzado, es decir, en etapa temprana en un estadio T1 y T2, la cirugía es la mejor alternativa, ya que se ha demostrado que es la modalidad de tratamiento con mejor sobrevida a largo plazo.

La cirugía que se debe realizar se denomina prostatectomía radical y consiste en remover la próstata completa, incluyendo las vesículas seminales y en ocasiones los ganglios linfáticos de la pelvis. La necesidad de remover los ganglios linfáticos radica en los estudios de extensión y estadificación del tumor. Esta decisión la toma el urólogo especialista al momento de integrar el diagnóstico.

La cirugía radical puede llevarse a cabo en forma abierta o laparoscópica. La mejor alternativa la recomendará el especialista, de acuerdo con las condiciones de cada paciente; sin embargo, el objetivo y el resultado final de cualquiera de ellas es el mismo, solo varía la manera de combatirlo.

Estadísticas recientes reportan resultados de hasta 92% de curación en prostatectomía radical realizada en pacientes en estadio T1 de la enfermedad, y se debe tener un estricto seguimiento de 5, 10 y 15 años. Mientras más avanzado esté el cáncer; es decir, en estadio T2 o mayor, el pronóstico de curación y sobrevida es más bajo.

Por eso insisto tanto en el diagnóstico oportuno de la enfermedad, ya que la cirugía ofrece escaso o nulo beneficio en etapas avanzadas de la enfermedad, es decir, cuando el cáncer ha transgredido a los ganglios linfáticos y se ha diseminado a otros órganos del cuerpo, lo que se conoce con el nombre de metástasis.

Como en cualquier procedimiento quirúrgico mayor, existen condiciones que deben ser evaluadas cuidadosamente en cada caso particular. Por ejemplo, cuando además del cáncer el paciente padece diabetes, hipertensión arterial, enfermedades renales etcétera. Una valoración preoperatoria llevada a cabo por un médico especialista en medicina interna o en cardiología, permite ponderar el riesgo quirúrgico, controlando las condiciones metabólicas que pueden acompañar a la enfermedad cancerosa, para que el paciente candidato a cirugía pueda entrar a quirófano con el menor riesgo posible o con riesgos controlados.

Posterior a la cirugía radical de próstata, pueden presentarse dos situaciones que deben ser explicadas. La primera de ellas es la incontinencia urinaria, que se presenta entre el 0,5 y el 11 % de los casos. Esta condición se presenta cuando el tumor ha invadido el esfínter voluntario que es quien de manera conciente controla la salida de orina, o los nervios que controlan dicho esfínter, que son ramas anteriores de los nervios pudendos.

La incontinencia urinaria generalmente se resuelve en los meses posteriores a la cirugía. La gran mayoría de los pacientes (entre el 90 al 98%) recuperan el control urinario y no refieren problemas posteriores a ese respecto. Existen medicamentos que actúan eficazmente para acelerar la recuperación del control urinario y en aquellos pacientes que la incontinencia urinaria no se resuelve de forma conservadora, son candidatos a la colocación de un esfínter artificial que finalmente resuelve el problema de manera definitiva.

La segunda situación que puede presentarse en la cirugía radical de próstata, es la disfunción eréctil. Hasta hace algunos años, se efectuaba ésta cirugía retirando la totalidad de las estructuras adyacentes a la próstata, incluyendo los nervios involucrados en producir las erecciones. Actualmente, la prostatectomía radical se realiza llevando a cabo una disección cuidadosa de los nervios responsables de la erección, conocida como técnica de Walsh, lo que permite conservar dichos nervios, preservando así las erecciones en los pacientes. Este es un aspecto muy importante en la calidad de vida de nuestros enfermos, por lo que de forma rutinaria se emplea ésta técnica. En aquellos casos en que el tumor ha invadido los nervios y es necesario removerlos, existen medicamentos muy efectivos capaces de mejorar considerablemente la función eréctil, reportando una recuperación entre el 50 y 90% de los pacientes. Cuando esto no es suficiente, se puede colocar una prótesis de pene, lo cual resuelve el problema de la disfunción eréctil de manera definitiva.

Lo anterior deja claro que a pesar de los riesgos inherentes a la propia cirugía, existen recursos suficientes para revertir los efectos adversos mencionados y no debemos perder de vista el objetivo principal del tratamiento, que es la erradicación del cáncer. De no hacerlo, no solo puede ocasionar disfunción eréctil e incontinencia urinaria, sino la muerte.

Generalmente el tiempo de estancia intrahospitalaria oscila entre 3 y 4 días, después de ese tiempo en que el paciente puede abandonar el hospital y regresar a casa para completar su recuperación. El paciente vuelve con una sonda colocada a través del pene que va hasta la vejiga y que tiene por objeto mantenerla en reposo. Impide que la vejiga se llene de orina y facilita la cicatrización de la misma, así como la cicatrización de la uretra. También juega un papel fundamental para que la uretra cicatrice sobre la misma sonda, que funciona como férula para conservar el diámetro adecuado. La sonda se retira habitualmente entre las 2 o 3 semanas posteriores a la cirugía.

Inmediatamente después de la cirugía, se envía al patólogo la totalidad de la pieza quirúrgica extraída para su estudio minucioso y completo. Se utilizan diferentes técnicas de tinción para determinar con alta precisión factores muy importantes para el pronóstico y el seguimiento postoperatorio de todos los pacientes. Entre estos factores podemos resaltar:

a) Confirmar el puntaje de Gleason para corroborar el pronóstico de la enfermedad.

b) Corroborar que los márgenes quirúrgicos se encuentran libres de tumor.

c) Observar microscópicamente si el cáncer ha trasgredido o no la cápsula prostática.

d) Observar microscópicamente si hay o no invasión a vasos sanguíneos, a vasos linfáticos o a nervios.

Los puntos mencionados son de suma importancia porque al momento de revisarlos en la consulta médica postoperatoria, el especialista toma las decisiones correspondientes a cada persona. En un gran número de casos el paciente queda totalmente curado con la cirugía solamente y en aquellos donde se encuentra que el tumor ha rebasado los márgenes quirúrgicos o que existe invasión microscópica a las estructuras mencionadas, el paciente es candidato a tratamiento coadyuvante (ayuda complementaria a la cirugía), que puede ser radioterapia o bloqueo hormonal con medicamentos.

Todos los pacientes deberán ser vigilados con determinación del antígeno prostático específico en forma periódica y constante. El valor del antígeno prostático específico que refleja el rango de curación posterior a la cirugía radical debe ser de 0,2 ng/ml o menor.

Radioterapia

La radioterapia es una forma de tratamiento basado en el empleo de radiaciones ionizantes, con rayos x, rayos gamma y partículas alfa.

Los pacientes que presentan márgenes quirúrgicos positivos, trasgresión tumoral de la cápsula prostática, invasión microscópica de vasos sanguíneos o vasos linfáticos, se consideran candidatos a manejo complementario con radioterapia. Esta modalidad de tratamiento ayuda a erradicar los focos microscópicos del tumor que el ojo humano no puede ver, mejorando considerablemente la sobrevida.

Hace algunos años, la radioterapia se suministraba con equipos muy agresivos como la bomba de cobalto, dejando efectos adversos y secuelas por quemaduras a los órganos y tejidos periféricos o adyacentes al sitio enfermo, ya que la cantidad y la potencia de radiación no estaba exactamente controlada como lo está en la actualidad.

Con el avance de la biotecnología se han desarrollado equipos extraordinarios como los aceleradores lineales, los equipos de radioterapia conformacional de tercera dimensión y la radioterapia de intensidad modulada que permiten emitir la cantidad necesaria y adecuada de radiación, además de dirigirla con mucha precisión al sitio enfermo deseado, logrando disminuir considerablemente los efectos adversos que dejaban los otros equipos.

Otra de las indicaciones de manejo complementario con radioterapia es la elevación del antígeno prostático específico posterior a la cirugía radical. Como se mencionó, el valor del antígeno prostático que demuestra márgenes de curación posterior a la cirugía debe estar en menos de 0.2 ng/ml. Por lo tanto, cuando el valor del antígeno se eleva por arriba de esta cantidad, se considera que el paciente tiene una recurrencia de la enfermedad, la cual debe ser atendida. Una de la formas para hacerlo es con radioterapia o con bloqueo hormonal o con una combinación de ambas. Algunos autores internacionales sugieren esperar hasta que el valor del antígeno se encuentre en 0.4 ng/ml para iniciar tratamiento complementario.

Como el lector se podrá dar cuenta, el valor del antígeno prostático específico es de gran utilidad para el diagnóstico del cáncer de próstata, además de serlo también para el seguimiento y control de los pacientes que ya han sido tratados. El valor de antígeno esperado que refleja rangos de curación posterior a la radioterapia debe estar en 0.1 ng/ml.

Periódicamente, todos los pacientes que tuvieron cáncer de próstata y que se encuentran en vigilancia y control, deben practicarse un antígeno prostático, además de algunos estudios de imagen y laboratorio que, dependiendo de cada caso, el urólogo especialista indicará si lo considera necesarios y estar justificados.

Desafortunadamente en la actualidad, se ha caído en el exceso de estudios que no son estrictamente necesarios para la vigilancia y control de la enfermedad y que representan un gasto excesivo.

Durante mucho tiempo existió la controversia que versaba entre qué método terapéutico era mejor para el tratamiento inicial del cáncer de próstata y cuál daba mejores resultados a largo plazo. Por un lado estaba la cirugía y por el otro la radioterapia.

Se realizaron estudios de seguimiento a 10 años y finalmente se concluyó que aquellos pacientes que fueron tratados con cirugía tuvieron mejor pronóstico que aquellos que fueron manejados solamente con radioterapia, y en aquellos que fueron tratados primero con cirugía y después con radioterapia, la respuesta fue excelente.

Como se mencionó anteriormente, cualquier método de tratamiento puede conllevar algunos efectos indeseables. Entre los principales efectos adversos de la radioterapia podemos mencionar la disfunción eréctil, inflamación del intestino, síntomas irritación urinaria, presencia de sangre en la orina, incontinencia urinaria y disminución del calibre de la uretra (estenosis uretral).

Con la llegada de los equipos modernos de radioterapia, estos efectos adversos se presentan entre el 6 y 16% de los casos, generalmente son pasajeros y casi todos resuelven a los 6 meses de haber terminado el tratamiento. Además existe un arsenal de medicamentos para mejorar las molestias e incomodidades que puede presentar el paciente durante el tratamiento.

También existe una modalidad conocida con el nombre de braquiterapia, que significa radioterapia cercana o dentro del órgano enfermo, en este caso la próstata. En este tipo de tratamiento se colocan semillas radioactivas en el interior de la próstata, guiado por imagen. Estas semillas emiten radioactividad constantemente y de manera ininterrumpida para quemar el tejido enfermo. Se han hecho muchos estudios para comparar los beneficios de la braquiterapia contra la radioterapia convencional o teleterapia, no encontrando diferencia o superioridad de las semillas contra la terapia estándar, además que en algunos casos las semillas pueden migrar de su localización original y por lo tanto no proporcionan radiación uniforme a todos los campos deseados dentro de la próstata.

Tratamiento del cáncer de próstata avanzado

En este capítulo, vuelvo a insistir en la importancia de la detección temprana del cáncer prostático, porque como se explicará a continuación, en etapas avanzadas del cáncer, el pronóstico de curación y sobrevida puede ser más oscuro.

Todos los días nos enfrentamos con los muy penosos casos de pacientes que acuden a consulta urológica por presentar, desde hace mucho tiempo, síntomas urinarios que han sido subevaluados o menospreciados por falta de información, y que los consideran como parte normal de la vida o de la edad. Se atienden a diario personas con problemas urinarios obstructivos que han recurrido a diferentes remedios que sugieren personas no expertas en la materia o algunos medios sin escrúpulos para «aliviar» dichos síntomas. El gran problema de esto, es que cuando los estudiamos de manera profesional, descubrimos en muchos de estos pacientes cáncer de próstata en etapas ya muy avanzadas. Esta situación es verdaderamente triste porque en esta etapa de la enfermedad ya no es posible ofrecerles la alternativa quirúrgica de curación.

Para estos pacientes se han desarrollado diferentes medicamentos que actúan bloqueando el efecto y la producción de las hormonas masculinas.

> En los primeros capítulos de éste libro se explicó que la próstata es una glándula que depende del efecto hormonal (testosterona) y que crece gracias a dichas hormonas.

Las hormonas masculinas, se producen por un efecto de estimulación que ejerce el hipotálamo y la hipófisis sobre los testículos.

El hipotálamo es una glándula que forma parte del cerebro y que libera múltiples hormonas que actúan como inhibidoras o estimulantes en la secreción de otras hormonas que a su vez produce la hipófisis. La hipófisis es otra glándula que se encuentra en el cráneo en una estructura anatómica conocida como silla turca. Estas dos glándulas trabajan juntas regulando el equilibrio del organismo para que sus diversas y complejas funciones, sean eficientes.

Para comprender lo anterior, imaginémonos por un momento que el hipotálamo es el director general de la oficina, quien es el encargado de girar órdenes específicas de alto nivel. Estas órdenes se las envía a la hipófisis quien es su gerente y este gerente a su vez, le envía la materia prima al testículo quien juega el papel de obrero encargado de la producción del artículo terminado. Pues bien, este artículo terminado sería las hormonas masculinas o testosterona, que finalmente consume la próstata, que jugaría el papel de comprador.

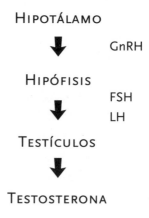

HIPOTÁLAMO

GnRH

HIPÓFISIS

FSH
LH

TESTÍCULOS

TESTOSTERONA

Entendiendo que ese producto terminado lo utiliza la próstata para su crecimiento, pues también lo usa cuando existe cáncer dentro de ella para crecer y extenderse, de tal manera que los medicamentos actúan bloqueando tanto la producción como la acción de las hormonas masculinas en el cuerpo humano, por lo tanto, le quitan el «alimento» al cáncer de próstata evitando así que continúe creciendo y desarrollándose.

Los medicamentos que existen en el mercado para el bloqueo hormonal se dividen en 3 grupos:

- **Antagonistas GnRH**: Bloquean la hormona liberadora de gonadotropina humana, que produce del hipotálamo, la cual acaba siendo la órden que le envía a la hipófisis. El bloqueo viene desde el nivel más alto.
- **Análogos LH**: Produce una inhibición de la secreción hipofisiaria de lh, lo que conduce a un descenso de las concentraciones de testosterona por un efecto de retroalimentación negativa. El bloqueo viene desde el segundo nivel porque actúa engañando al organismo, ya que al administrar hormona luteinizante o lh de manera artificial, el cuerpo humano detecta que ya tiene suficiente y por lo tanto la deja de producir.
- **Antiandrógenos**: Son medicamentos que bloquean o tapan el sitio de unión de las hormonas con su receptor y de ésta forma impiden que ejerzan su acción estimulante.

El mecanismo de acción de estos medicamentos se puede resumir en que actúan quitándole el sustrato nutricional al cáncer y por lo tanto detienen su progresión en un alto porcentaje de los pacientes. Estos medicamentos también tienen efectos adversos en algunos casos como la disminución de la líbido, disfunción eréctil, fatiga, crecimiento de la glándula mamaria y alteraciones del aparato digestivo.

Debe quedar claro que cuando a un paciente se le recomiendan estos medicamentos, es porque el cáncer ya está extendido a otros órganos del cuerpo; es decir, es una enfermedad tumoral avanzada, el cáncer se ha salido de la próstata. Por lo tanto este tipo de medicamentos no curan el cáncer, solo detienen su avance. Sin embargo, son de gran utilidad porque mejoran considerablemente la sobrevida y la calidad de la misma. Estos medicamentos generalmente se utilizan combinados y la recomendación de la dosis correcta, del tiempo adecuado y la forma de aplicarlos, deberá tomarla el urólogo a cargo del caso, individualizado para cada paciente en particular, dependiendo de sus condiciones.

Como información general y muy útil, los medicamentos análogos LH se prescriben solamente cuando el paciente tomó bloqueadores androgénicos por lo menos 14 días antes. De no tomar en cuenta esta recomendación, la dosis del análogo LH le dará de comer al tumor durante el inicio del tratamiento.

El objetivo final del tratamiento con bloqueo hormonal, es detener la progresión del tumor o evitar su avance, de tal manera que estos medicamentos actúan bloqueando tanto la producción hormonal de testosterona por parte de los testículos, como la acción de esta testosterona a nivel periférico. En palabras muy sencillas: anulan la acción testicular; es decir, actúan produciendo una castración química.

La palabra castración resulta muy impactante, sin embargo no debemos olvidar que en los casos de pacientes con cáncer de próstata avanzado, es un recurso de suma utilidad ya que en la gran mayoría de los casos detiene la progresión de la enfermedad.

Un gran problema que tienen este tipo de medicamentos es, sin lugar a dudas, su costo económico, y esto impacta de manera contundente a muchos pacientes que debido a su precio no lo pueden adquirir, dejándolos sin esta valiosa oportunidad de manejo. Los laboratorios farmacéuticos que desarrollan estos productos, están trabajando arduamente para darle una pronta solución a este inconveniente.

Desde hace muchos años, cuando se descubrió que el cáncer de próstata se alimentaba de las hormonas masculinas, se comenzó a emplear como tratamiento la orquidectomía.

Este término se refiere a retirar quirúrgicamente los testículos para suprimir la producción hormonal, y así detener la progresión del cáncer en etapas avanzadas. La orquidectomía deja sin alimento al cáncer de la misma forma que los medicamentos que mencionamos anteriormente.

El término se escucha muy áspero, sin embargo no debemos olvidar que cuando se toma esta decisión médica es porque el cáncer ya está muy avanzado. En esta etapa, médicos y pacientes están luchando contra un titán: el cáncer de próstata. La orquidectomía sigue siendo una forma muy efectiva de deprivación de andrógenos de origen testicular.

Existen diferentes técnicas quirúrgicas para lograr un aspecto estético y evitar el impacto emocional que sufre el paciente que se practica esta cirugía, que van desde colocar prótesis testiculares que son del mismo material del que están hechas las prótesis de mama, y que se palpan igual que los mismos testículos naturales; hasta la remodelación del cordón espermático para crear la forma y el volumen del testículo primario. También esta técnica que se conoce con el nombre de orquidectomía subalbugínea, que consiste solamente en vaciar el tejido productor de hormonas que contiene el testículo, conservando sus capas o coberturas dejando así el efecto de la bolsa escrotal ocupada. Se puede comparar con una paciente con cáncer de mama a quien se le ha practicado una mastectomía radical, es decir, se le ha retirado quirúrgicamente la mama completa, y se le coloca una prótesis para efecto estético. Es exactamente lo mismo que pasa con el paciente a quien se le realiza una orquidectomía, se lleva a cabo con la misma finalidad estética.

Dentro del universo que abarca al cáncer de próstata y sus diversos manejos de acuerdo a la etapa del mismo, debemos explicar una modalidad de tratamiento que desde hace muchos años se ha aplicado exitosamente en aquellos pacientes correctamente seleccionados.

Esta modalidad se conoce con el nombre de bloqueo androgénico intermitente o bloqueo por pulsos, y consiste en engañar con el tratamiento al cáncer prostático, se fundamenta en la monitorización y vigilancia minuciosa del comportamiento del antígeno prostático específico, en aquellos pacientes con cáncer de próstata avanzado. La base teórica de esta terapia se basa en tratar de evitar la hormonorefractariedad tumoral.

Basándonos en el principio de que el cáncer de próstata se alimenta de hormonas, y que en los casos avanzados el tratamiento consiste en suprimir éstas hormonas masculinas para conseguir que el cáncer detenga su progresión, puede presentarse la desafortunada situación de que el mismo cáncer busque otro sustrato de nutrición para sobrevivir al darse cuenta de que ya no tiene hormonas que lo alimenten. Para lograrlo cambia su estructura molecular con el objeto de no depender de las hormonas masculinas para subsistir y es en ese momento cuando comienza a alimentarse de otra cosa diferente a las hormonas masculinas, cayendo en una condición conocida como resistencia hormonal u hormonorefractariedad.

Para evitar esta situación, se aplica el tratamiento de manera intermitente o por pulsos, que consiste en administrar medicamentos bloqueadores androgénicos por un tiempo y suspenderlos por otro periodo de acuerdo al comportamiento del antígeno prostático específico.

La finalidad de los medicamentos bloqueadores androgénicos es engañar al cáncer de próstata para evitar que cambie su estructura molecular y no se vuelva resistente al tratamiento con bloqueo hormonal.

Este tipo de manejo lo debe recomendar, coordinar y supervisar un urólogo experto en cáncer prostático para lograr el objetivo deseado.

A pesar de los esfuerzos para evitar la resistencia al tratamiento con bloqueo hormonal, en algunos pacientes se presenta esta inconveniente y difícil situación. En estos casos se debe recurrir a otro tipo de tratamiento aún más complejo basado en medicamentos que evitan la reproducción celular del tumor. Estos fármacos son agentes quimioterapéuticos, taxanos, corticoides, que deben ser indicados, administrados y supervisados por un especialista en quimioterapia en conjunto con el urólogo para lograr un resultado favorable.

De la mano de estos medicamentos, se utilizan también bifosfonatos que son medicamentos que ayudan a la prevención del daño a los huesos; por ejemplo, fracturas por desgaste y destrucción ósea debido a las metástasis del cáncer de próstata avanzado. También deben ser administrados bajo la supervisión de un especialista familiarizado con este tipo de sustancias.

El conocimiento del cáncer de próstata y su tratamiento ha avanzado en una forma enorme en la última década, lo que ha traído como benéfico un mejor entendimiento y comprensión de la enfermedad, utilizando técnicas quirúrgicas, radioterapia, bloqueo hormonal, quimioterapia…etcétera, para ofrecer a nuestros pacien-

CONCLUSIÓN

EN LA MEDICINA como en sus respectivas especialidades, debemos tener muy en cuenta que la suposición es la madre de todas las equivocaciones.

El suponer explicaciones a nuestros síntomas o signos clínicos, nos conducirán irremediablemente a catástrofes médicas con graves consecuencias, que repercutirán sobre la calidad y la cantidad de vida. Los seres humanos especializados en alguna ciencia, en este caso hablo de la urología, podemos proporcionar a nuestros pacientes una calidad de vida aceptable y digna, que permita vivir confortablemente y que evite consecuencias serias e irreversibles como ya fueron explicadas detalladamente en este libro.

Debemos eliminar de nuestra mente, los comentarios y las recomendaciones que sin fundamento escuchamos día con día, desde el bombardeo publicitario hasta las opiniones verbales que se atreven a dar personas que no tienen entrenamiento suficiente y que solo confunden trayendo serias consecuencias.

La pérdida de tiempo en la atención de una enfermedad, permite que ésta avance y que se desperdicie la oportunidad de curación. Insisto mucho en éste punto, porque estamos acostumbrados a minimizar e incluso a menospreciar los síntomas de las enfermedades; por ejemplo, aquellos pacientes que comienzan a orinar con dificultad o que el chorro de orina disminuye de fuerza y calibre, aquel que visita el baño en periodos de tiempo muy cortos entre una y otra micción o que se levanta varias veces en la noche para orinar, y que se va acostumbrando poco a poco a esta mala calidad de vida, pensando que es normal porque ya tiene más edad, sin averiguar con un experto qué es lo que realmente le está pasando y desperdicia un tiempo valioso que le permite a la enfermedad avanzar y complicarse. De ahí que en este libro resalte tanto que ante cualquier síntoma por muy pequeño que sea, todo paciente tiene derecho a consultar con un especialista en la materia para el correcto diagnóstico y el mejor tratamiento para su caso.

Si no hay diagnóstico de precisión, no puede haber tratamiento de precisión.

Dejemos de lado el miedo de acudir al especialista, dejemos de pensar que vamos a escuchar una mala noticia si visitamos al médico, alejemos todos esos tabúes que nos hunden en la ignorancia y en la catástrofe, despidámos de nuestra vida el veneno de acostumbrarnos a vivir con dolor; permitámonos disfrutar de los beneficios que la medicina seria y profesional nos brinda no solo por nosotros mismos, sino también por quienes nos rodean.

Habituémonos a investigar para poder discernir correctamente y evitar equivocaciones, porque no puede enseñar aquel que no sabe, no puede dar aquel que no tiene y no puede proteger aquel que no está protegido. El conocimiento de la verdad nos hace más fuertes.

Este libro está escrito con todo el corazón para el lector que no es médico, y que por lo tanto no tiene la obligación de saber medicina, pero que tiene todo el derecho de conocer qué le está sucediendo y por qué le está sucediendo. Y así tomar las decisiones correctas respecto a su salud y a su vida.

Sirva entonces este libro a la comunidad
y cumpla su objetivo.

20 respuestas para cáncer de próstata
del Dr. Dagoberto Molina Polo
se terminó de imprimir y encuadernar en abril de 2011
en Programas Educativos, S. A. de C. V.
calzada Chabacano 65 A, Asturias DF-06850, México

•

Yeana González, dirección editorial; Elman Trevizo, coordinación editorial;
Gilma Luque, edición; Ave Barrera, cuidado de la edición;
Antonio Colin, maquetación